Christine Taylor

Richtig essen bei Übersäuerung

Sodbrennen, Erschöpfung, brüchige Haare und fade Haut sind Folgen einer Übersäuerung. Zahlreiche Rezepte und Tipps helfen beim Entsäuern.

südwest

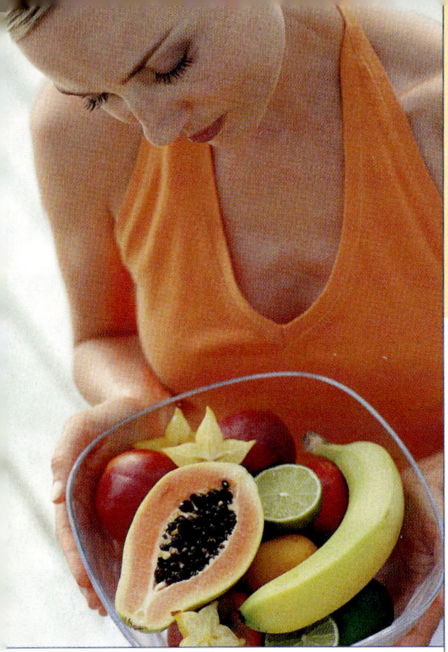

Obst zählt zu den basenreichen Lebensmitteln und kann reichlich verzehrt einer Übersäuerung vorbeugen.

Inhalt

Eine Übersäuerung des Körpers kann zuerst im Urin, später im Blut nachgewiesen werden.

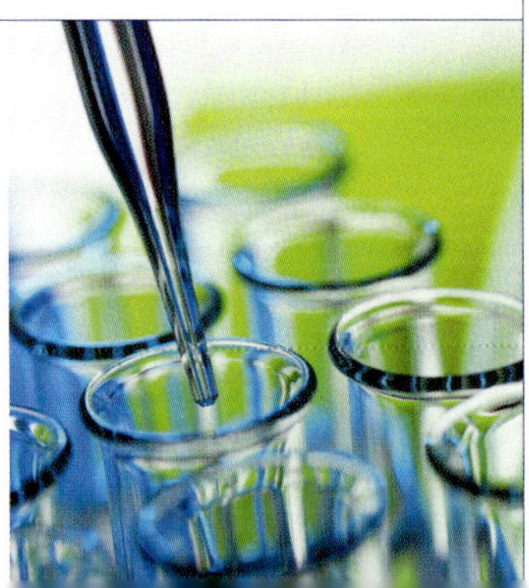

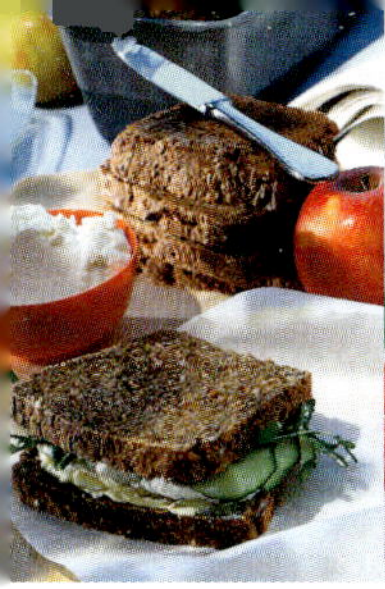

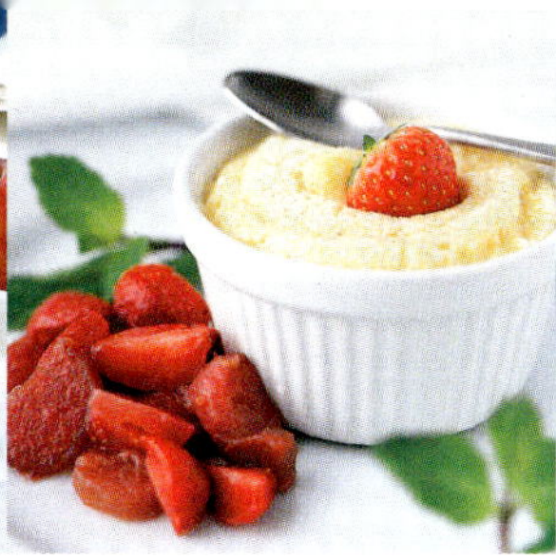

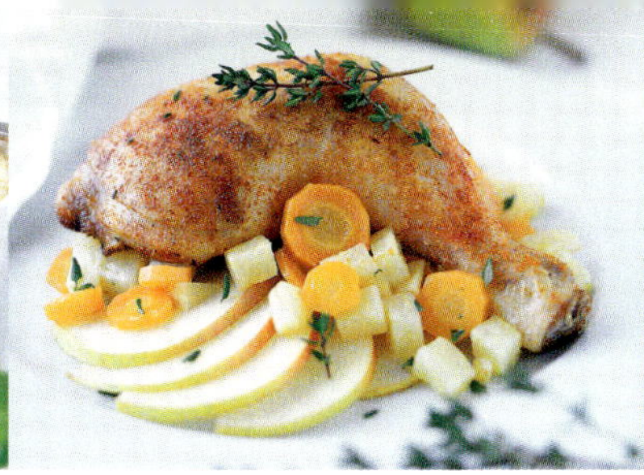

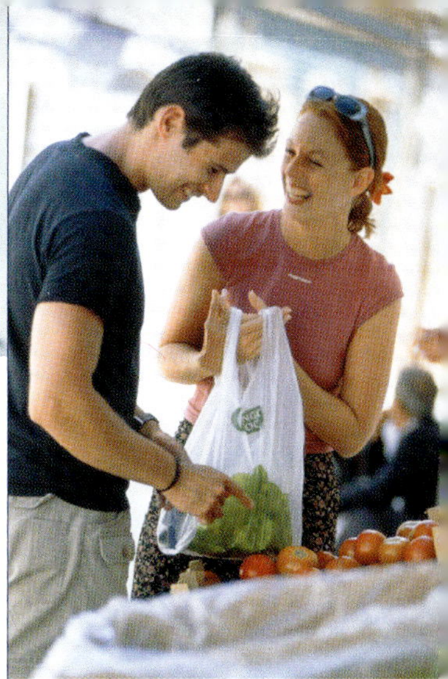

Die Ernährung hat einen wesentlichen Einfluss auf den Säure-Basen-Haushalt.

Rezepte bei Übersäuerung 40

Liegt bei der Zusammenstellung der Ernährung der Schwerpunkt auf Salaten, Gemüse und Obst, ist das der beste Schutz vor einer Übersäuerung.

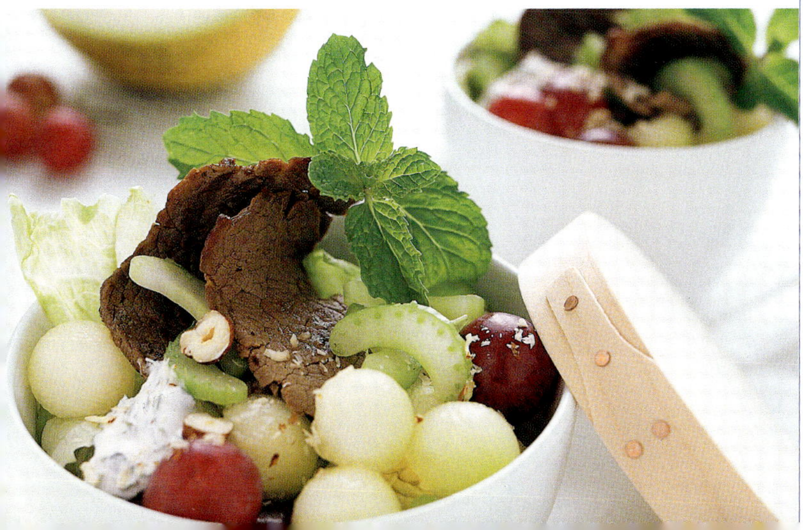

Chronische Übersäuerung

Im gesunden Körper befinden sich die Körperflüssigkeiten im Säure-Basen-Gleichgewicht. Durch falsche Ernährung, mangelnde Bewegung, Stress, Hektik und Überlastung über längere Zeiträume wird diese feine Balance jedoch gestört. Wer zu viel, zu fett, zu süß und dabei zu schnell und auch zu spät am Abend isst, riskiert eine Übersäuerung seines Körpers. Zivilisationskrankheiten können die Folgen sein.

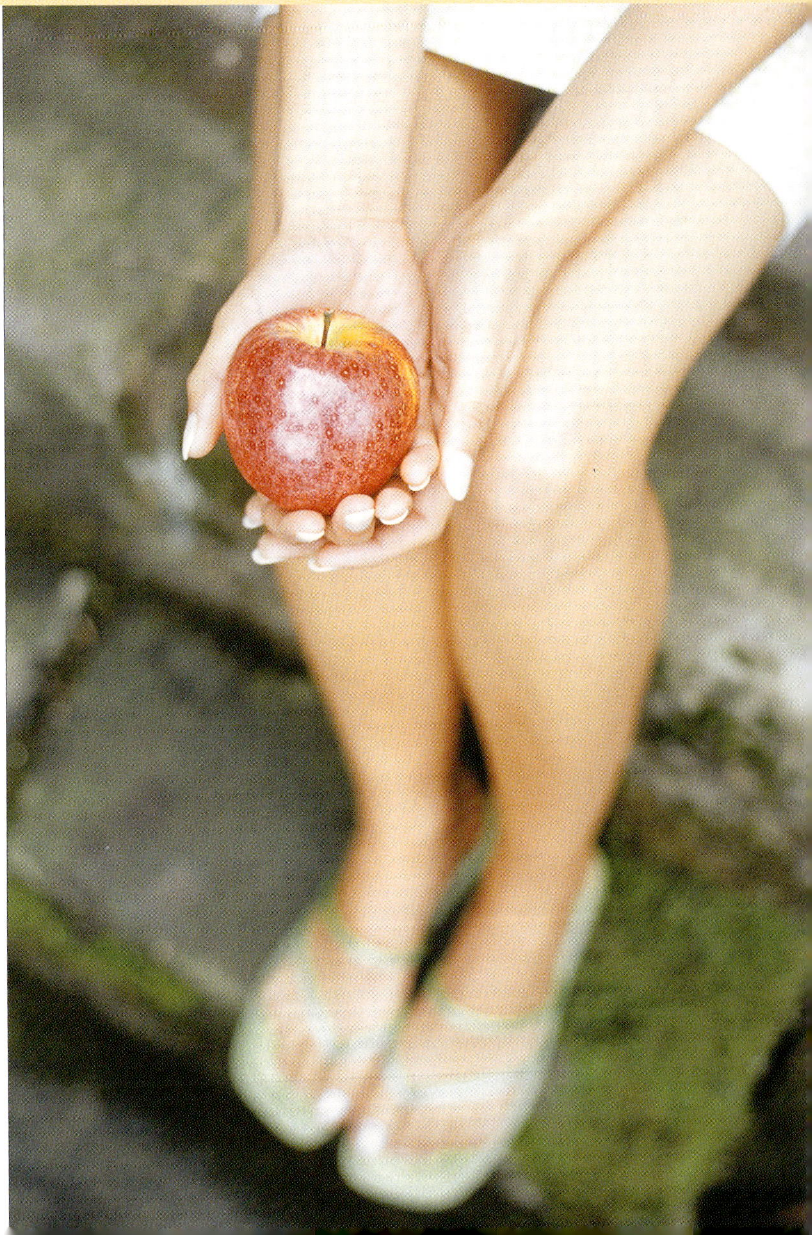

Mit einer ausgewogenen Ernährung können Sie die chronische Übersäuerung Ihres Organismus leicht abbauen. Denn was wir essen, aber auch wie und wann wir essen, hat entscheidende Auswirkungen auf unseren Säure-Basen-Haushalt.

Einfluss der Ernährung

Im gesunden Körper stehen Basen und Säuren im Gleichgewicht. Doch Stress, Hektik, Überlastung und ungesundes Essen können diese Balance stören. Zu fett, zu fleischlastig, zu süß – so lässt sich die moderne Ernährung beschreiben. Der heutige Lebensstil verstärkt die Säurebildung im Körper. Fleisch, Fisch, Wurst, Eier und Milchprodukte sind starke Säurebildner – ebenso wie Fast Food, Alkohol, Kaffee, schwarzer Tee und Nikotin. Auf unserem täglichen Speisezettel stehen zu viele Lieferanten Säure bildender Kohlenhydrate und Eiweiße und zu wenig Basen bildende Gemüse- und Obstarten. Der erste Schritt zur Besserung ist die Erkenntnis, dass es an uns selbst liegt, die Übersäuerung in den Griff zu bekommen. Schließlich waren wir es selbst, die über Jahre hinweg den Körper überfordert haben.

So wichtig wie die Ernährung ist auch die tägliche Bewegung für unser Wohlbefinden. Sport entsäuert nicht nur, sondern stärkt auch das Immunsystem.

Ausgewogene Ernährung

Die Rezepte, Ernährungsregeln und Anleitungen in diesem Buch werden Ihnen helfen, Ihre chronische Übersäuerung abzubauen und ihr zukünftig entgegenzuwirken.

- ☐ Sie werden lernen, wie Sie über Ihre Nahrung einen ausgeglichenen Säure-Basen-Haushalt erreichen.
- ☐ Sie erfahren, welche Lebensmittel Sie bevorzugen sollen und wie Sie Ihren Körper beim Entsäuern unterstützen können.
- ☐ Säure-Basen-Tabellen geben Ihnen einen schnellen Überblick, welche Lebensmittel Säure- bzw. Basenbildner sind. Zudem dienen sie als Orientierungshilfe für die Zusammenstellung einer basenreichen Kost.
- ☐ Die basische Wochenkur auf Seite 37 hilft Ihnen beim Start in ein neues basisches Leben.
- ☐ 75 köstliche Rezepte zeigen Ihnen, dass basenreiche Ernährung nicht nur gesund, sondern auch schmackhaft ist!

Übersäuerung – die stille Gefahr

Müdigkeit und Abgeschlagenheit, chronische Rückenschmerzen, Nervosität, Verdauungsprobleme und vermehrte Infektanfälligkeit – immer mehr Menschen leiden unter solchen Beschwerden, ohne die wahre Ursache dafür zu kennen. Oft liegt der Grund für diese Krankheitsbilder – die so genannten Zivilisationskrankheiten – in der Übersäuerung des Organismus.

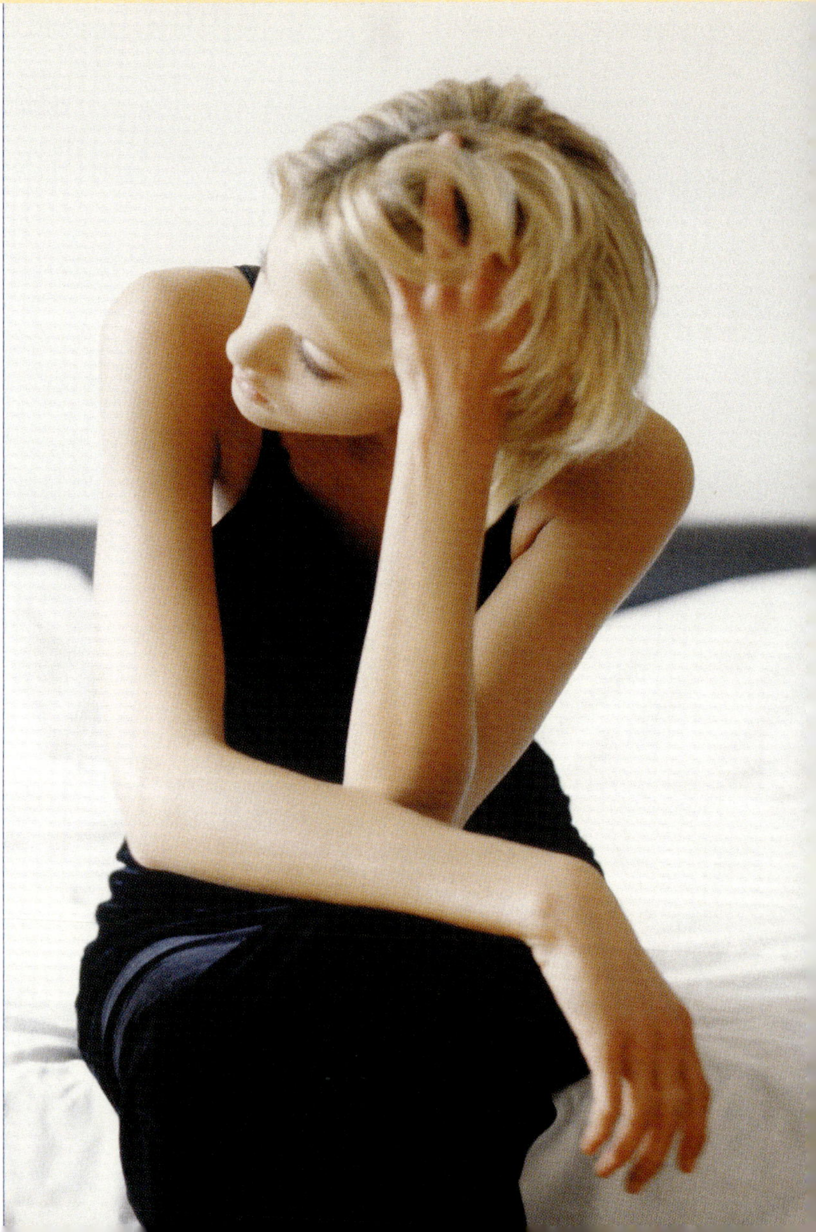

Eine chronische Übersäuerung entsteht nicht von heute auf morgen, denn ein gesunder Körper kann sich selbst regulieren. Erst eine falsche Ernährung über lange Zeit, gepaart mit Bewegungsmangel, kann zu einer Übersäuerung führen.

Der Säure-Basen-Haushalt

Wie der saure Regen das Wachstum der Bäume bedroht, untergräbt ein Zuviel an Säuren auch unsere Gesundheit. Organe, Funktionseinheiten und Zellen unseres Körpers werden durch zu viel Säure nachhaltig geschädigt und wichtige Körperfunktionen gestört. Die Selbstreinigungskräfte des Körpers versagen. Ohne einen ausgeglichenen Säure-Basen-Haushalt kann unser Organismus nicht reibungslos funktionieren.

Feine Regulationsmechanismen

Unser Organismus wird bestimmt durch chemische Vorgänge. Sie regulieren den Stoffwechsel, die Tätigkeit unserer Muskeln und Nerven sowie den Auf- und Abbau unserer Körperzellen. Nur wenn in den Körperflüssigkeiten und im Inneren der Körperzellen ein Gleichgewicht zwischen Säuren und Basen herrscht, können alle lebenswichtigen Reaktionen korrekt ablaufen. Ein gesunder Magen-Darm-Trakt ist die beste Voraussetzung für ein intaktes Säure-Basen-Gleichgewicht. Außerdem spielt er eine sehr wichtige Rolle im gesamten Immunsystem des menschlichen Körpers.

Ursachen der Übersäuerung

- falsche Ernährung (zu viel, zu fett, zu süß, zu fleischlastig, zu schnell und zu spät am Abend)
- übermäßiger Konsum von Suchtmitteln (Kaffee, Alkohol und Nikotin)
- Stress
- zu geringe Flüssigkeitszufuhr
- Bewegungsmangel
- Überanstrengung

Info

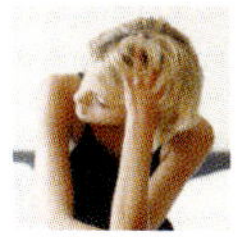

Von Natur aus entstehen Säuren im Körper, etwa bei der Verdauung von Proteinen und bei jedem Energievorgang in unseren Zellen.

Wichtige Begriffe

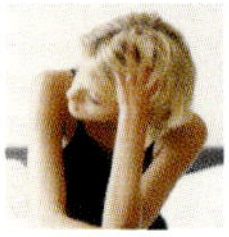

Info

Säuren und Basen sind chemische Verbindungen, die im Körper als Gegenspieler agieren. Treffen sie im gleichen Verhältnis aufeinander, neutralisieren sie sich. Dabei entstehen Salze und Wasser.

Um zu verstehen, wie es zu einer Übersäuerung der körpereigenen Flüssigkeiten kommen kann, ist etwas chemisches Wissen über Ionen und Moleküle hilfreich.
Ionen sind elektrisch geladene Atome. Löst man Säuren, Basen oder Salz in Wasser, so werden diese in Ionen gespalten: in positiv geladene Kationen (+) und in negativ geladene Anionen (-). Wichtig zu wissen ist zudem, dass in der chemischen Fachsprache das Element Wasserstoff mit dem Buchstaben »H« und Sauerstoff mit dem Buchstaben »O« bezeichnet wird. Für alle biochemischen Prozesse in den Körperflüssigkeiten und den Zellen ist die Konzentration an positiv geladenen Wasserstoffionen (H^+-Ionen) von großer Bedeutung.

Definitionen von Säuren und Basen

Als »Säuren« und »Basen« bezeichnet man das unterschiedliche Verhalten bestimmter chemischer Substanzen. Säuren sind chemische Verbindungen, die sauer reagieren und Wasserstoff (H) enthalten. Basen sind chemische Verbindungen, die basisch reagieren und eine so genannte Hydroxylgruppe (OH) enthalten. Unter einer Hydroxylgruppe versteht der Chemiker eine Verbindung von einem Wasserstoff- mit einem Sauerstoffion.

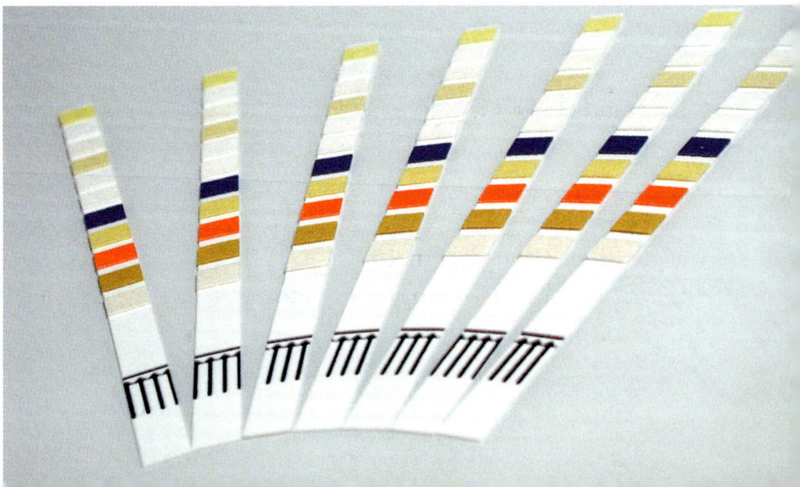

Der pH-Wert des Urins kann mit Hilfe spezieller Teststreifen ermittelt werden. Er ändert sich im Verlauf des Tages. Aussagekräftige Daten bekommt man, wenn man die Urinmessungen über einen längeren Zeitraum durchführt.

Basen sind die Gegenspieler der Säuren. Sie werden auch »Laugen« genannt. Treffen ein Säure- und ein Basenmolekül zusammen, so entsteht ein neutrales Salzmolekül, das dem Körper nicht mehr schaden und problemlos ausgeschieden werden kann. Überwiegen in einer Lösung die freien Wasserstoffionen (H^+-Ionen), dann ist sie sauer; sind dagegen mehr OH^--Ionen frei, ist die Flüssigkeit basisch.

Der pH-Wert

Wie stark eine Säure bzw. eine Base wirkt, gibt der pH-Wert (lat. potentia hydrogenii) an. Die Skala reicht von 1 (sehr sauer) bis 14 (stark basisch). Neutrale Substanzen haben den pH-Wert 7. Dieser Wert wird auch als »Neutralpunkt« bezeichnet.

Der pH-Wert von Körperflüssigkeiten

Damit Reaktionen im Körper störungsfrei ablaufen können, brauchen sie – je nachdem, wo sie stattfinden – ein bestimmtes Milieu. Die durchschnittlichen pH-Werte der wichtigsten Körperflüssigkeiten sind:

Mundspeichel	7,00 bis 7,10
Magensaft	1,20 bis 3,00
Bauchspeichel	7,50 bis 8,80
Galle	7,50 bis 8,80
Blut	7,35 bis 7,45
Urin	5,00 bis 8,00
Bindegewebe	7,08 bis 7,29

An den unterschiedlichen pH-Werten lässt sich erkennen, wie wichtig die Regulation des Säure-Basen-Haushalts ist. Nicht alle Säuren sind schädlich, aber sie sollten zum richtigen Zeitpunkt am richtigen Ort ihre Aktivität im Körper entfalten. Die Stoffwechslabläufe im gesunden menschlichen Organismus funktionieren am besten, wenn sich Säuren und Basen im Gleichgewicht befinden.

Info

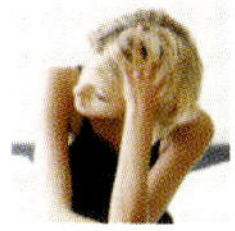

Eine Lösung, in der die H^+-Ionen überwiegen, ist sauer. Eine, in der die OH^--Ionen überwiegen, wird basisch (alkalisch) genannt. Die H^+-Ionenkonzentration wird durch den pH-Wert ausgedrückt.

Puffersysteme helfen

Der Organismus hat verschiedene Möglichkeiten, das Säure-Basen-Gleichgewicht zu bewahren. So genannte Puffersysteme helfen, das Gleichgewicht auch in Extremsituationen zu wahren. So hat er die Möglichkeit, Säuren chemisch oder physikalisch zu binden. Diese Fähigkeit bezeichnet der Mediziner als »Pufferkapazität«. Bei chemischen Prozessen reagieren die Säuren mit anderen Stoffen, dabei entstehen als neutrale Verbindungen Salze. Bei physikalischen Prozessen lagert der Organismus die freien Säuren im Bindegewebe ein. Ist die Pufferkapazität erschöpft, kommt es zu einer Störung des Säure-Basen-Gleichgewichts: Der Körper ist übersäuert.

Sodbrennen ist ein Anzeichen von Übersäuerung. Dabei gerät ein Teil des im Magen angesäuerten Nahrungsbreis in den unteren Abschnitt der Speiseröhre.

Signale des Körpers erkennen und verstehen

Chronische Krankheiten haben meist eine lange Vorgeschichte, die sich im Laufe von unzähligen Monaten entwickelt – sie kommen selten aus heiterem Himmel. Ein gesunder Körper kann Ungleichgewichte viele Jahre ausgleichen. Erst nach und nach zeigen sich erste Ermüdungserscheinungen – Unwohlsein, Mattheit und Abgeschlagenheit sind die ersten Anzeichen. Irgendwann treten erste Funktionsstörungen der Organe auf. Dabei sind nicht nur innere Organe gemeint, auch Haut, Nägel und Haare können eine Übersäuerung des Organismus anzeigen. Diese Symptome sind Warnzeichen des Körpers, die Sie nicht ignorieren sollten. Achten Sie deshalb auf Ihren Körper. Hören Sie auch in sich hinein, ob Sie mit Ihrem Lebensstil und Ihrem momentanen Körperempfinden zufrieden sind. Je früher man einer Übersäuerung entgegenwirkt, desto besser.

Zeichen der Übersäuerung

Oft sind die Auswirkungen einer gestörten Säure-Basen-Balance schon mit bloßem Auge erkennbar. Übersäuerte Menschen leiden unter den folgenden Erscheinungen:

- ☐ Haarausfall
- ☐ brüchige Nägel
- ☐ unreine, schlaffe oder wellige Haut
- ☐ chronische Ausschläge
- ☐ Zellulite
- ☐ Allergien
- ☐ gelbliche Augäpfel
- ☐ weißliche und braune Zungenbeläge
- ☐ Mundgeruch

Achten Sie auf die Signale Ihres Körpers. Versuchen Sie, gelassener zu reagieren, Stress abzubauen und Ihre körperliche Fitness zu steigern.

Dieses Buch kann helfen

Sie wissen nun, welche Schäden ein Zuviel an Säuren in Ihrem Organismus hervorrufen kann. Doch wie können Sie Ihr Wissen in die Tat umsetzen, Krankheiten vorbeugen und Ihr Leben ins Gleichgewicht bringen? Die folgenden Kapitel wollen Ihnen Anregungen geben für die Umstellung von einem übersäuerten Leben auf ein harmonisches Säure-Basen-Gleichgewicht.

Ist der Körper übersäuert und hat er nicht mehr ausreichende Basen zum Neutralisieren übrig, greift er auf basische Reservoirs, wie z.B. Mineralien in Fingernägel zurück. Die Folgen sind brüchige Nägel.

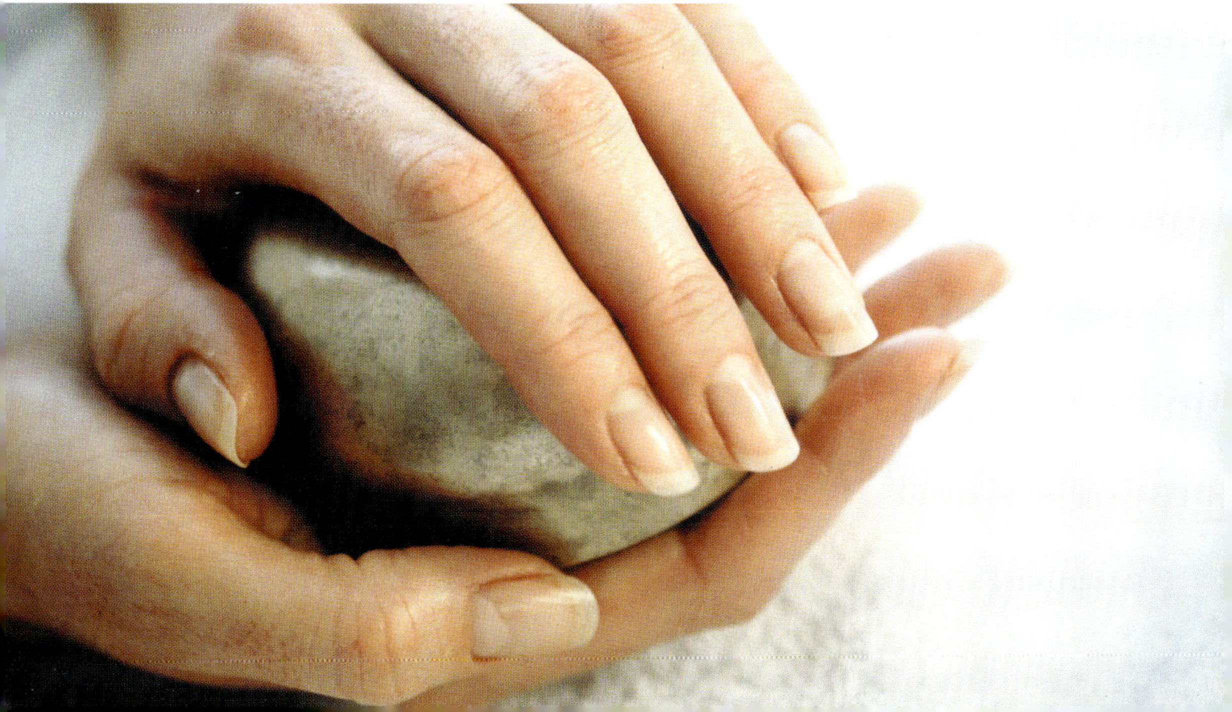

Erste Schritte gegen die Übersäuerung

Sie möchten die Übersäuerung Ihres Körpers abbauen und Ihr Leben dauerhaft umstellen? Der erste Schritt ist die Bestandsaufnahme Ihres derzeitigen Säure-Basen-Haushalts. In diesem Kapitel erfahren Sie, wie Sie einen Säureüberschuss erkennen und wie Sie Ihr individuelles Tagesprofil erstellen.

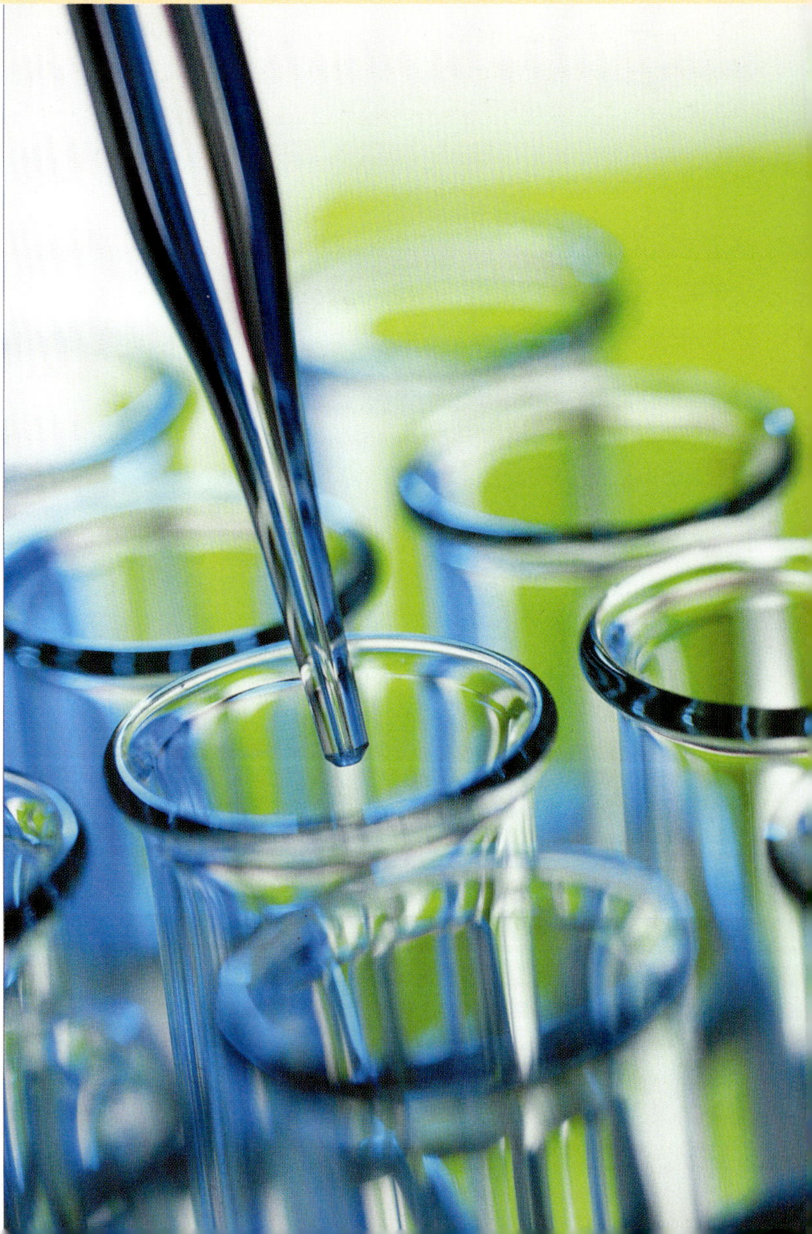

Man kann eine Übersäuerung des Körpers nicht nur durch eine Untersuchung von Urinproben, sondern auch über eine Blutprobe nachweisen.

Wie sauer bin ich denn genau?

Den besten Hinweis auf eine Übersäuerung gibt Ihnen das eigene Körpergefühl. Wer es genau wissen möchte, kann sich im Labor testen lassen. Dabei wird (im Blut oder Urin) mit Hilfe aufwändiger Messmethoden festgestellt, welcher pH-Wert direkt in der Umgebung der Zellen und in den Zellen herrscht. Sie können aber auch selbst den Säuregrad einer Ihrer Körperflüssigkeiten feststellen: mit einem in jeder Apotheke erhältlichen Teststreifen zur Kontrolle des Harn-pH-Wertes. Dieser Test ist zwar nicht ganz so exakt wie die Laboruntersuchungen, aber für eine erste Bestandsaufnahme Ihres derzeitigen Säure-Basen-Haushalts durchaus ausreichend.

Lassen Sie sich in einer Apotheke beraten, welchen Teststreifen Sie am besten für den Test zu Hause verwenden können.

So testen Sie Ihren pH-Wert im Urin selbst

Das Testpapier gibt es in unterschiedlichen Ausführungen: als Endlosstreifen in Rollen, in Heftchen zum Heraustrennen oder als einzelne Plastikstäbchen, bei denen das Testpapier an einem Ende aufgeklebt ist. Die Farben können je nach Hersteller variieren – wichtig ist, dass Sie die Beschreibung des Beipackzettels gründlich durchlesen und exakt so vorgehen, wie es die Testanleitung vorschreibt, um möglichst genaue Ergebnisse zu erzielen. Auf jeden Fall sollte der Teststreifen einen pH-Bereich von 5,0 bis 8,5 abdecken. Achten Sie dabei darauf, dass Sie den Streifen in den so genannten Mittelstrahl des Urins halten. Am besten, Sie lassen erst etwas Urin ablaufen, bevor Sie das Indikatorpapier hineinhalten.

Im Urin gibt es – im Gegensatz zum Blut – keinen konstanten pH-Wert. Da zu verschiedenen Tageszeiten unterschiedlich viele Säuren und Basen ausgeschieden werden, schwankt auch der pH-Wert – je nachdem, wann Sie die Bestimmung vornehmen.

Wann sollten Sie Ihren pH-Wert messen?

Lassen Sie für die Messung zunächst etwas Urin ablaufen, und halten Sie den Teststreifen dann in den Mittelstrahl des Urins. Wenn es Ihnen lieber ist, ziehen Sie dazu Einmalhandschuhe an.

Um Ihr ganz persönliches Säureprofil im Urin zu bestimmen, benötigen Sie im Laufe des Tages sieben Messungen:

1) Morgens vor dem Frühstück (etwa 7.00 Uhr):
Meist ist der Urin morgens sauer – über Nacht werden viele saure Stoffwechselschlacken aus dem Bindegewebe gelöst und mit dem ersten Morgenurin ausgeschieden.

2) Ein bis zwei Stunden nach dem Frühstück (etwa 10.00 Uhr):
Ideal ist, wenn die Messung leicht basisch ausfällt. Sie kann aber auch leicht sauer bis neutral sein.

3) Kurz vor dem Mittagessen (etwa 12.00 Uhr):
Das Ergebnis darf im sauren Bereich liegen.

4) Nach dem Mittagessen (etwa 15.00 Uhr):
Diese Messung sollte eindeutig basisch sein.

5) Vor dem Abendessen (etwa 18.00 Uhr):
Der Wert wird in der Regel im sauren Bereich liegen.

6) Nach dem Abendessen (etwa 21.00 Uhr):
Das Indikatorpapier wird einen sauren Wert anzeigen.

7) Vor dem Schlafengehen (23.00 Uhr):
Die Messung dürfte wieder sauer ausfallen.

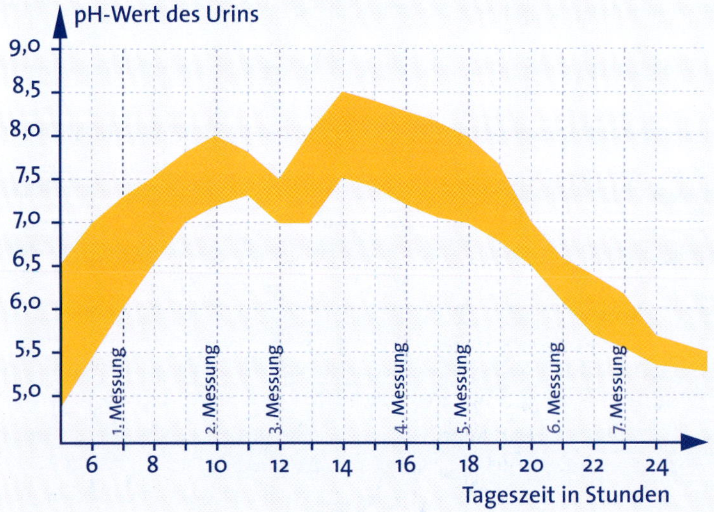

Das gelbe Feld zeigt den Idealbereich, innerhalb dessen die gemessenen pH-Werte liegen sollen.

Die vorangegangene Grafik zeigt, dass die Werte schwanken können. *Einen* Idealwert gibt es folglich nicht, sondern nur einen Idealbereich (siehe gelber Bereich in der Grafik). Die Spannbreite kann sehr groß sein – nach dem Mittagessen kann sie beispielsweise zwischen 7,5 und 8,5 liegen. Um möglichst genaue Werte zu erlangen, sollten Sie das Ergebnis von den Teststreifen sofort nach der Messung ablesen, damit keine Umwelteinflüsse das Resultat verfälschen können.

Je länger der Zeitraum der Messungen ist, desto genauer ist deren Aussagekraft. Wer also auf Nummer Sicher gehen will, der kann den Urin über Wochen hinweg messen.

So erstellen Sie Ihr Tagesprofil

Um möglichst genaue Ergebnisse zu erhalten, sollten Sie am Tag vor dem Test und am Testtag selbst nur drei Mahlzeiten zu den vorgeschlagenen Uhrzeiten einnehmen und auf Zwischenmahlzeiten verzichten. Zusätzliche basische Mineralstoffe wie beispielsweise Basenpräparate aus der Apotheke oder Drogerie sollten Sie ebenfalls weglassen.

Ihre Messwerte tragen Sie in die folgende Grafik ein. Um Ihr Tagesprofil zu erhalten, verbinden Sie die einzelnen Werte – bei ausgeglichenem Säure-Basen-Haushalt sollte sich Ihre Kurve im gelben Bereich bewegen.

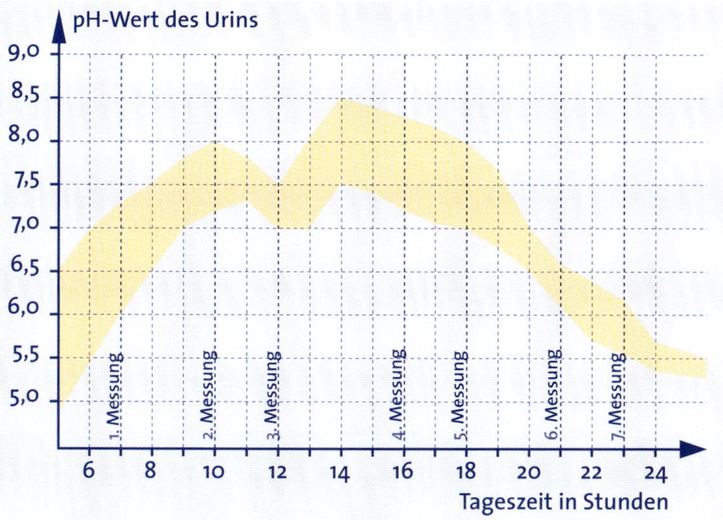

Anhand der Grafik lässt sich schnell erkennen, ob eine Übersäuerung vorliegt. Normal ist eine gezackte Kurve innerhalb des Normbereiches. Je flacher die Kurve außerhalb des Normbereiches verläuft, desto übersäuerter ist der Körper.

Schutz durch richtige Ernährung

Um ein Gleichgewicht zwischen Säuren und Basen in Ihrem Körper zu erreichen, müssen Sie Ihre Ernährung umstellen. Sie sollten alte und oft ungesunde Ernährungs- und Lebensgewohnheiten aufgeben und lernen, zwischen basen- und säurereicher Kost zu unterscheiden. In diesem Kapitel lernen Sie das Wichtigste der Säure-Basen-Ernährung und wie Sie Ihre Kost langfristig umstellen können.

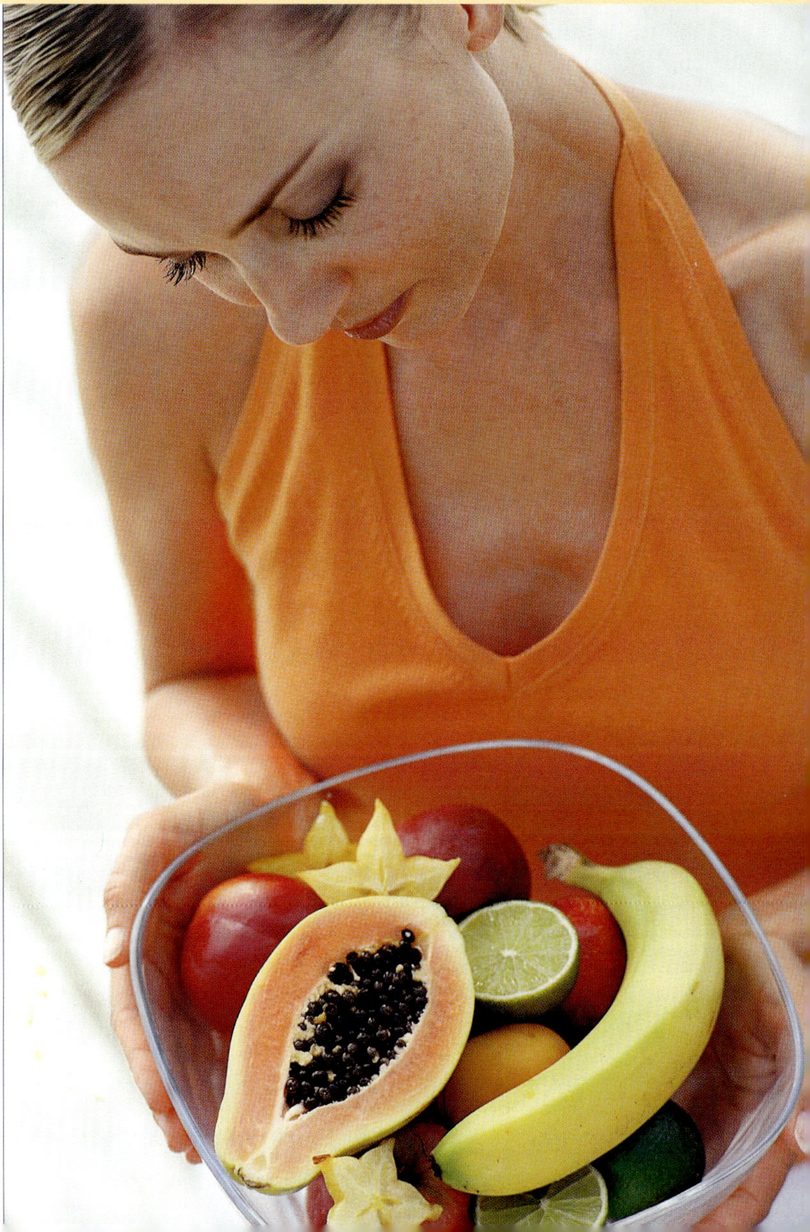

Täglich Obst und Gemüse zu essen liefert dem Körper reichlich Basen. Denn Kohlenhydrate sind die wichtigsten Basenbildner im Körper.

Bewusster leben

Jede Ernährungsumstellung bedeutet Arbeit – für Sie, Ihren Körper und Ihre Psyche. Muten Sie Ihrem Körper daher nicht zu viel zu, gehen Sie lieber Schritt für Schritt vor. Starke Veränderungen in Ihrem Ernährungsverhalten sollten Sie zunächst mit Ihrem Arzt besprechen.

Alles braucht Zeit. Gehen Sie bei einer Ernährungsumstellung schrittweise vor. Finden Sie einen Weg zur inneren Ausgeglichenheit. Werden Sie wichtig für sich selbst.

Ändern Sie Ihre Lebensweise

Auch Stress, Angst, Hektik und Überanstrengung können zu Übersäuerung führen. Viele Menschen leben beständig unter Druck, können ihren Bedürfnissen keinen Raum mehr geben. Sie leben auf »Sparflamme«, haben gelernt, Verhalten und Äußerungen stark zu kontrollieren, Gefühle zu unterdrücken – und fühlen sich dabei oft gebremst, angestrengt, leer, leiden unter körperlichen und seelischen Beschwerden. Hier hilft nur eine radikale Änderung Ihrer Lebensweise. Finden Sie zu mehr Ruhe und innerer Gelassenheit. Nur so können Sie neue Energie tanken und im Einklang mit sich und Ihrem Körper leben.

Essen Sie basische Nahrungsmittel

Alle Nahrungsmittel, die wir verzehren, werden verstoffwechselt und hinterlassen Rückstände, im Volksmund auch Stoffwechselschlacken genannt. Diese können basisch, neutral oder sauer sein – je nach dem Mineralstoffgehalt der Lebensmittel. So bilden Kalium, Kalzium, Magnesium, Natrium, Zink und auch Eisen basische Rückstände, Schwefel, Chlor und Jod saure Rückstände. Die meisten Mineralstoffe sind Basen bildend. Zu den basischen Lebensmitteln zählen z. B. Gemüse, Obst, stille Mineralwässer, Kräutertees und Rohmilch. Fleisch, Fisch, Eier, Käse und Getreide (siehe Säure-Basen-Tabelle, S. 24) sind hingegen

Eine basenreiche Kost besteht hauptsächlich aus schonend zubereiteter pflanzlicher Frischkost. Sie enthält basisch wirkende Vitalstoffe (Vitamine, Mineralstoffe und Spurenelemente) und mehrfach ungesättigte Fettsäuren.

Säurelieferanten. »Saure« Lebensmittel sollten Sie meiden oder nur in Maßen essen. Wählen Sie bei den »sauren« Nahrungsmitteln möglichst jene, die Sie mit wertvollen Säuren versorgen. Dazu gehören Vollwertgetreide, Sauermilchprodukte wie Joghurt oder Kefir und – in geringen Mengen – Käse und Eier.

Die vier Nahrungsmittelgruppen

Grundsätzlich werden vier Gruppen von Nahrungsmitteln unterschieden, wenn es darum geht, ihre Wirkung auf den Säure-Basen-Haushalt zu beschreiben.

Basen liefernde Nahrungsmittel

- Kartoffeln
- Wurzel- und Knollengemüse
- Gemüse und Blattsalate
- Obst
- Pilze und Sprossen
- Rohe Milch und Sahne
- Mineralwässer ohne Kohlensäure
- Kräutertees
- frische Kräuter wie Petersilie, Majoran, Thymian, Oregano und Salbei

Neutrale Nahrungsmittel

Neutrale Lebensmittel liegen mit ihrem pH-Wert zwischen dem sauren und basischen Bereich und haben keinen Einfluss auf den Säure-Basen-Haushalt des Körpers.

- Butter
- naturbelassene Öle (Olivenöl, Distelöl)
- Leitungswasser

Säureerzeuger

Dies sind Nahrungsmittel, die zwar selbst keine Säure enthalten, bei deren Verarbeitung im Stoffwechsel jedoch Säuren entstehen.

- ☐ Zucker
- ☐ Schokolade, Torten, Speiseeis, Kuchen
- ☐ Weißmehlprodukte (Weißbrot, Brötchen, Toastbrot)
- ☐ Teigwaren
- ☐ polierter Reis
- ☐ geschälte und polierte Getreidearten
- ☐ gehärtete, raffinierte Fette und Öle, Margarine, billige Salatöle
- ☐ Limonade
- ☐ Bohnenkaffee
- ☐ Alkohol

Die Erkenntnis, ob ein Lebensmittel ein Säure- oder Basenlieferant ist, haben Wissenschaftler im Labor gewonnen. Dabei wurde untersucht, wie viele saure oder basische Salze nach dem Verbrennen des jeweiligen Lebensmittels in der Asche zurückbleiben.

Säurelieferanten

Dies sind Lebensmittel und Getränke, die einen Überschuss an sauren Mineralstoffen enthalten (wie Schwefel, Phosphor, Chlor, Jod, Fluor oder Silizium).

- ☐ Fleisch
- ☐ Geflügel
- ☐ Wurst
- ☐ Speck
- ☐ Innereien (Leber, Nieren, Hirn, Bries)
- ☐ Fleischbrühe
- ☐ Wild
- ☐ Fisch
- ☐ Käse
- ☐ Ei (Eiweiß ist sauer, nur das Eigelb – der Dotter – ist basisch)
- ☐ Spargel
- ☐ Rosenkohl
- ☐ Mineralwässer mit Kohlensäure
- ☐ Kohlensäurehaltige Limonaden

Lebensmittel – Säure oder Basen bildend?

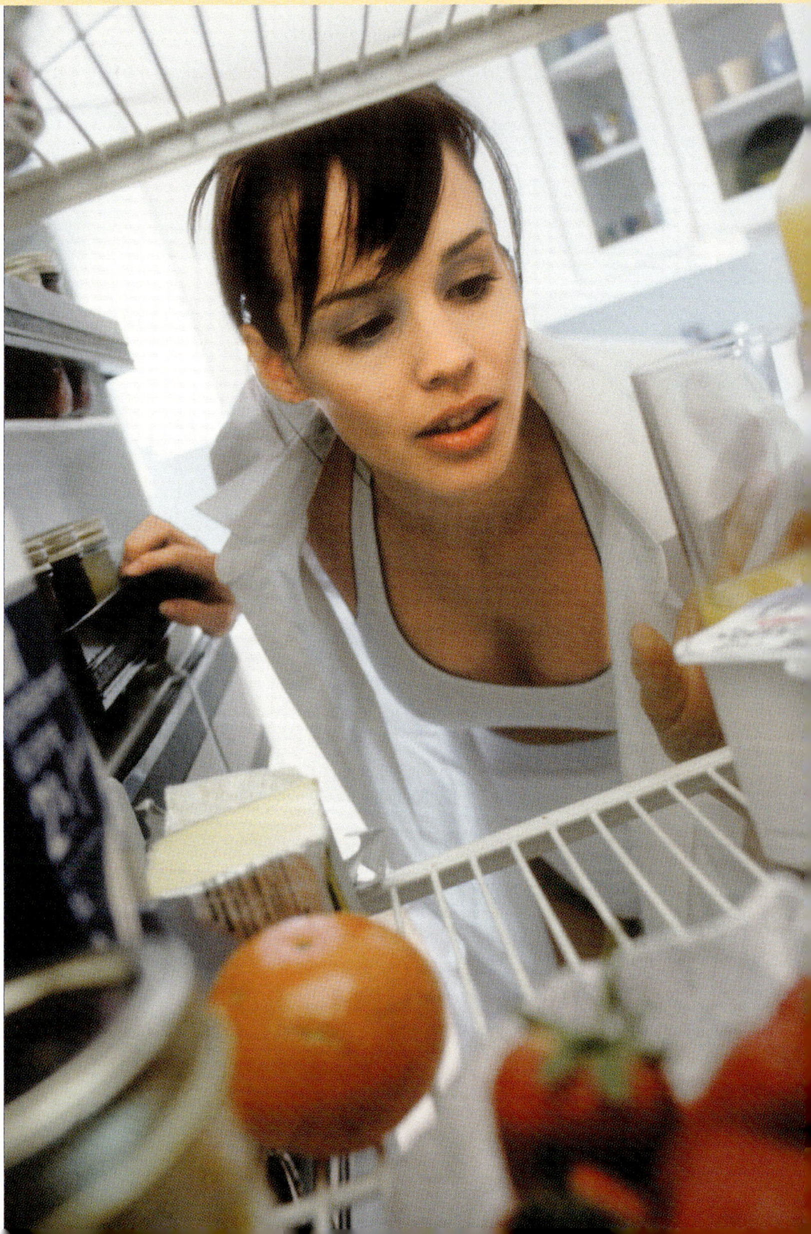

In diesem Kapitel finden Sie Auflistungen und Tabellen, die Ihnen als Orientierungshilfe bei der Zusammenstellung Ihres Speiseplans dienen sollen. Sie erfahren Wissenswertes über Vitalstoffe und ihre Wirkung im Körper und wie Sie sich gesund mit basenreicher Kost ernähren können.

Für ein harmonisches Säure-Basen-Verhältnis müssen Sie nicht ausschließlich Basen bildende Lebensmittel zu sich nehmen. Sie können weiterhin »saure« Lebensmittel wie Fleisch, Eier und Getreideprodukte essen – allerdings in Maßen. Eine einfache Formel besagt: täglich mindestens 80 Prozent basisch, höchstens 20 Prozent sauer!

Wichtige Inhaltsstoffe

Unser Körper benötigt eine Vielzahl von Substanzen aus der Nahrung, um seine vielfältigen Funktionen erfüllen zu können. Neben den Hauptnährstoffen Kohlenhydrate, Fette und Eiweiße (Proteine) sind dazu Vitamine, Mineralstoffe, Spurenelemente, sekundäre Pflanzenstoffe, Ballaststoffe und Wasser nötig.

Basische Mineralstoffe und Spurenelemente

Basische Mineralstoffe und Spurenelemente tragen wesentlich zu einem ausgeglichenen Säure-Basen-Haushalt bei. Der Körper kann sie nicht selbst bilden, sie müssen mit der Nahrung zugeführt werden.

Mineralstoff Kalium

Kalium reguliert zusammen mit Natrium den Flüssigkeitshaushalt des Körpers, wirkt vorbeugend und lindernd bei erhöhtem Blutdruck. Mängel zeigen sich unmittelbar mit Symptomen wie Schwäche, Durst, Orientierungslosigkeit und Müdigkeit. Kalium ist in Obst, vor allem in Bananen, Zitrusfrüchten und getrockneten Aprikosen, sowie in Gemüse enthalten. Besonders kaliumreich sind Kartoffeln und grüne Blattgemüse.

Mineralstoff Kalzium

Kalzium ist wesentlich für Wachstum und Festigkeit von Knochen und Zähnen verantwortlich. Außerdem kontrolliert es die Weiterleitung von Nervenimpulsen zum und vom Gehirn und die Muskelkontraktion. Langzeitkalziummangel kann zu Osteoporose führen. Besonders kalziumreich sind grüne Blattgemüse sowie Milch, Joghurt und Käse.

Info

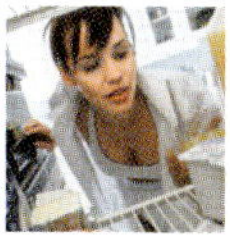

Mineralstoffe werden auch Elektrolyte genannt. Alle unsere Verdauungssäfte sind Elektrolytlösungen. Der saure Magensaft enthält vor allem Wasserstoff-, Natrium- und Chloridionen, das basische Sekret der Bauchspeicheldrüse vor allem Natrium-, Hydrogenkarbonat- und Chloridionen.

Mineralstoff Magnesium

Magnesium, das Anti-Stress-Mineral, ist vor allem in den Knochen enthalten und reguliert, zusammen mit Kalzium, ihr Wachstum. In den Körperzellen wird es für die Enzymaktivität zur Energiegewinnung benötigt. Bei längerem Mangel können sich Muskelschwäche, eine schlechte Nerven-Muskel-Wechselwirkung, Depressionen und Herzinfarkt zeigen. Magnesium findet man in Vollwertgetreide, Weizenkeimen, Nüssen und Samen, Fisch, Fleisch, Sojabohnen, Tofu und grünen Gemüsearten.

Mineralstoff Natrium

Mit Kalium und Chlorid reguliert Natrium den Flüssigkeitshaushalt des Körpers. Natrium ist in fast allen natürlich gewachsenen Nahrungsmitteln und in Kochsalz vorhanden.

Kalzium, Magnesium und Phosphor sind für den Aufbau und Erhalt der Knochen von größter Bedeutung. Versagen bei einer Übersäuerung die normalen Puffersysteme des Körpers, so greift der Organismus auf die basischen Mineralien zurück. Osteoporose, Arthrose und Karies können die Folge sein.

Mineralstoff Phosphor

Neben Kalzium erhält Phosphor die Festigkeit von Knochen und Zähnen. Es ist Bestandteil vieler wichtiger Körpersubstanzen und Regulationsmechanismen. Phosphor ist nahezu in allen natürlich gewachsenen Nahrungsmitteln vorhanden.

Spurenelement Eisen

Eisen ist ein wesentlicher Bestandteil der roten Blutkörperchen, die den Sauerstoff zu den Körperzellen transportieren, und daher von großer Bedeutung für einen gesunden Kreislauf. Eisenlieferanten sind Wild, Fisch, Fleisch, Eier, grüne Blattgemüse, Hülsenfrüchte und Tofu.

Spurenelement Mangan

Mangan baut Knorpel und Gelenkschmiere auf und beeinflusst Energiegewinnungsprozesse. Es ist in Nüssen, grünem Blattgemüse, Vollwertgetreide, Sojabohnen, Tofu, Ananas und Hülsenfrüchten enthalten.

Spurenelement Selen

Selen ist lebenswichtiger Bestandteil des körpereigenen antioxidativen Abwehrsystems. Selen ist in Algen, Meeresfrüchten, Fisch, Getreide, Brokkoli, Knoblauch, Milchprodukten, Zwiebeln, frischen Kräutern, Sonnenblumenkernen, Sojabohnen und Leinsamen enthalten.

Auch wenn man eher das Gegenteil vermuten möchte: Saure Orangen und Zitronen geben dem Stoffwechsel einen basischen Schub.

Spurenelement Zink

Zink ist notwendig für ein gesundes Immunsystem, normales Wachstum, Gewebsbildung und männliche Sexualreifung. Zinkmangel führt z. B. zu Appetitlosigkeit, langsamer Wundheilung, Dermatitis und schlechtem Haarwachstum. Die Hauptlieferanten für Zink sind Fisch, mageres Fleisch, Schalentiere, Milch, Hartkäse, Joghurt, Nüsse, Kürbiskerne, Bohnen, Vollwertgetreide und Hefe. Um den Gehalt an Zink von fertigen Gerichten zu steigern, kann man Bierhefeflocken darüber streuen. Diese gibt es in Reformhäusern und gut sortierten Lebensmittelmärkten zu kaufen.

Fett meiden

Fettreiche Speisen schmecken meist besonders gut. Doch zu viel Fett macht dick, »sauer« und fördert die Entstehung von Herz-Kreislauf-Krankheiten und Krebs. Meiden Sie daher fettreiche Lebensmittel. Die Deutsche Gesellschaft für Ernährung (DGE) empfiehlt einen Tagesverzehr von 70 bis 90 Gramm Fett, möglichst pflanzlicher Herkunft. Diese Menge reicht aus, um Ihren Bedarf an lebensnotwendigen (essenziellen) Fettsäuren und fettlöslichen Vitaminen zu decken. Achten Sie auch auf das unsichtbare Fett in Wurst-, Fleisch- und Süßwaren, in Milchprodukten, speziell Käse, und Gebäck.

Säure-Basen-Tabelle

Basenüberschuss	mval	Säureüberschuss
Äpfel, Birnen	1–3	Erbsen, getrocknete
Buttermilch, Molke		Haselnüsse
Champignons		Hirse
Erdbeeren, Heidelbeeren		Mandeln
Erbsen, grüne		
Grünkohl		
Joghurt		
Johannisbeeren		
Knoblauch		
Kohlrüben		
Kürbis		
Meerrettich		
Paprikaschoten, grüne		
Rot- und Wirsingkohl		
Sauerkirschen		
Schwarzwurzeln		
Wassermelonen		
Weiße Bohnen, frische		
Zwiebeln		
Ananas, Aprikosen	4–6	Artischocken
Bananen, Brombeeren		Camembert
Blumenkohl		Cornflakes
Brunnenkresse		Emmentaler
Datteln		Hafer, geschälter
Endiviensalat		Kabeljau (Dorsch)
Himbeeren		Maisstärke (Mondamin)
Milch (Kuh-, Mager-, Schafs- und Ziegenmilch)		Parmesan
Pfifferlinge, Steinpilze		Preiselbeeren
Pfirsiche, Pflaumen		Rahmkäse
Radieschen		Reisstärke
Rettich, schwarzer		Schweineschmalz
Sahne (Rahm)		Vollkornprodukte
Spargel, Tomaten		Zwieback
Weißkohl, Sauerkraut		

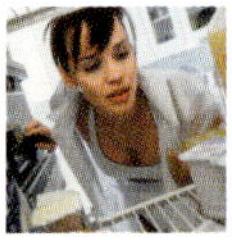

Info

Diese Nahrungsmitteltabelle nach Rummler/Schöttl gibt die Einordnung in saure und basische Lebensmittel an, geordnet nach ihrem Mineralgehalt. Je höher der Wert, desto höher ist der Basen- bzw. der Säureüberschuss.

Basenüberschuss	mval	Säureüberschuss
Esskastanien (Maronen)	7–9	Aal, Eiweiß
Gurken		Flunder, Forelle
Kartoffeln		Gans, Hammel
Kohlrabi		Heilbutt, Hummer
Kopfsalat		Kalb (gekocht),
Porreeknollen		Kalbsherz, -leber, -niere, -zunge
Schnittlauch		Knäcke-, Kommiss-, Weißbrot
Sellerieblätter		Margarine, Seelachs
Zichorienwurzel		Walnüsse
Zuckerrüben		Weizen, geschälter
Möhren	10–15	Brot (Roggen-, Weizen-, Grau-)
Porreeblätter		Flusslachs
Rote Bete		Gerste, Haferflocken
Sellerieknollen		Hase, Hecht
Topinambur		Kaninchen
Weiße Bohnen, getrocknet		Palmin, Pferdebohnen
		Reis, Roggen
		Rosenkohl
		Rotzunge, Schleie
		Schinken, Schwein
		Teigwaren, Weizengraupen
Dill	16–20	Erdnüsse
Löwenzahn		Handkäse
Mandarinen		Linsen, getrocknete
Melasse		Paranüsse
Spinat		Quark (mager und fett)
		Reis, ungeschälter
		Schellfisch, Zander
Getrocknete Früchte	über 20	Ente
(Bananen, Datteln,		Gerste (Malzkeime)
Feigen, Rosinen usw.)		Gerstengrütze
Oliven		Hirsch, Reh
		Huhn
		Kalb, rohes Rindfleisch

Info

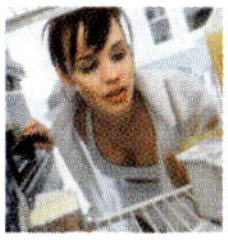

Ein Säureüberschuss kommt zustande, wenn ein Lebensmittel mehr Säure als Basen bildende Mineralstoffe enthält. Ein Basenüberschuss entsteht analog. Diese Differenz wird in der chemischen Einheit Millival (mval) angegeben. Je höher also der Wert, desto saurer bzw. basischer wirkt das Lebensmittel im Körper.

Die Zusammensetzung basischer Kost

Eine ausgewogene Ernährung, die reich an Ballaststoffen, Mineralstoffen, Spurenelementen und sekundären Pflanzenstoffen ist, stellt die beste Möglichkeit dar, einer Übersäuerung entgegenzuwirken.

Gemüse

Gemüse ist und bleibt der beste Basenspender. Es liefert viele Vitamine, Mineralien, Spurenelemente und mehr. Gemüse sollte den Hauptteil Ihrer Ernährung ausmachen. Kaum eine andere Lebensmittelgruppe hat so viele Vorzüge, dabei aber kaum Nachteile. Gemüse sollte zusammen mit Obst rund ein Drittel der täglichen Energiezufuhr abdecken. Eine einfache Regel besagt: »Fünf am Tag«. Verzehren Sie fünf Portionen Obst oder Gemüse am Tag, immer etwa so viel wie eine Hand voll.

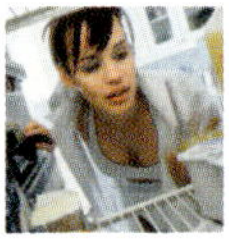

Tipp

Am besten garen Sie Kartoffeln in der Schale – so bleiben die wertvollen Nährstoffe am besten erhalten. Bei Salzkartoffeln gehen viele Mineralstoffe verloren.

Kartoffeln, die tollen Knollen

Unter den Gemüsearten ist die Kartoffel der absolute Hit. Sie hat nicht nur die wenigsten Kalorien unter den Grundnahrungsmitteln, sondern ist dank ihres hohen Gehaltes an Kalium, Magnesium und Eisen auch ein absoluter Basenspender. Außerdem ist sie eine echte Vitaminbombe. Neben beträchtlichen Mengen an Vitamin C (drei Kartoffeln enthalten ebenso viel Vitamin C wie zwei Äpfel!) enthält sie zahlreiche B-Vitamine, die unser Nervensystem stärken. Ihr falsches Image, ein Dickmacher zu sein, hat die Kartoffel schon lange abgelegt. Für Ernährungsexperten zählt sie zu den gesündesten Lebensmitteln überhaupt. Diesen Vorteil sollten Sie nutzen!

Um die wertvollen Inhaltsstoffe der Kartoffel zu erhalten, muss sie schonend zubereitet werden. Zu starke Hitzeeinwirkung, etwa beim Frittieren oder Braten, zerstört Eiweiße und Vitamine. Die gute alte Pellkartoffel ist dagegen ideal.

Wurzel- und Knollengemüse

Wurzel- und Knollengemüse ist besonders basenreich. Möhren, Rote Bete, Sellerie, Schwarzwurzeln, Kohlrüben, Petersilienwurzeln und Pastinaken schmecken köstlich, haben wenig Kalorien, dafür viel Ballaststoffe, Vitamine und Mineralien.

Kohl

Kohl hat nicht nur einen hervorragenden Nährwert, er zählt auch zu den absoluten Basenspendern. Dutzende von Untersuchungen belegen die gesundheitsfördernde Wirkung aller Sorten von Kohl. So wurde nachgewiesen, dass Menschen, die häufig Kohl essen, seltener an Krebs, insbesondere des Magens, des Dickdarms, der Lunge und der Haut, erkranken und weniger anfällig für Herzinfarkt, Schlaganfall und Katarakte sind. Kohlgemüse enthalten reichlich Vitamine, Mineralien, Ballaststoffe und bioaktive Substanzen. Zu Kohlgemüse gehören z. B. Blumenkohl, Brokkoli, Chinakohl, Grünkohl, Kohlrabi, Kohlrübe (Steckrübe), Pak-Choi (Chinesischer Senfkohl), Rosenkohl, Rotkohl (Rotkraut), Schnittkohl, Senfkohl, Weißkohl (Weißkraut) und Wirsing.

Blattsalate

Ob Rucola, Chicorée, Feld-, Endivien-, Löwenzahn- oder Eichblattsalat – Salate gehören zu den eindeutig Basen liefernden Nahrungsmitteln. Darüber hinaus halten sie die Verdauung in Schwung und ernähren die Darmflora mit Ballaststoffen. Es gibt über 100 Sorten von Kopfsalat und grünem Blattgemüse. Mit abwechslungsreichen Kreationen aus gekochtem Gemüse, Obst, Getreidekörnern, Nüssen, Samen und Hülsenfrüchten lassen sich viele Gerichte zubereiten. Für eine sättigende Mahlzeit empfehlen sich gehaltvolle Zutaten wie Bulgur, Couscous, Quinoa oder Amaranth als Beilage. Quinoa und Amaranth sind die Früchte von südamerikanischen Kräutern.

Info

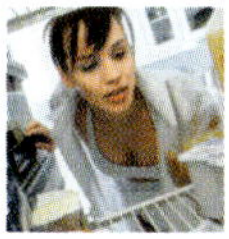

Sauerkraut können Sie ruhig öfter verzehren, denn es enthält viel Vitamin C und Milchsäure, die für eine gesunde Darmflora sorgen.

Rohkost richtig genießen!

Rohkost ist für eine basenreiche Ernährung sehr zu empfehlen. Allerdings sollten Sie auch hier einige Regeln beachten: Essen Sie Rohkost nie abends, kauen Sie gründlich, und speicheln Sie die Nahrung gut ein. Der Darm kann abends und nachts Obst und Gemüse nur schwer verdauen. Die unverdaute Kost belastet den Organismus, es bilden sich Gärungs- und Fäulnisbakterien. Schlecht gekaute Salate können zu Fehlverdauungsprozessen führen und wirken nicht mehr basisch, sondern säuernd! Menschen mit empfindlichem Magen sollten Gemüse nicht roh, sondern gedünstet genießen. Achten Sie dabei auf die schonende Zubereitung der Speisen!

Obst

Obst aus Konserven können Sie getrost im Regal stehen lassen. Greifen Sie beim Einkauf besser zu frischem Obst aus regionalem Anbau.

Obst ist ein absolutes Muss. Die Deutsche Gesellschaft für Ernährung (DGE) empfiehlt täglich mindestens fünf Portionen Obst bzw. Gemüse (also etwa 400 g), eine Empfehlung, die auch als »five a day«-Regel bekannt wurde. In der Praxis bedeutet das: Sie sollten zu jeder Mahlzeit eine Obst-, Gemüse- oder Salatportion verzehren. Frische, naturbelassene Produkte sind am besten. Wählen Sie Früchte unterschiedlicher Farben, um möglichst viele verschiedene Inhaltsstoffe zu verzehren: orange Mandarinen, grüne Kiwis, gelbe Bananen usw.

Nüsse

Frische Nüsse und frische Mandeln zählen zu den Basen bildenden Lebensmitteln. Getrocknete Nüsse und Mandeln hingegen sind Säurelieferanten. Dennoch gehören getrocknete Nüsse und Mandeln aufgrund ihres hohen Mineralstoffgehalts auf den Speisezettel einer basenreichen Kost.

Hülsenfrüchte

Obwohl Hülsenfrüchte zu den schwach sauren Nahrungsmitteln gehören, sind sie für eine basenbetonte Kost unverzichtbar. Sie gehören zu den besten Mineralstofflieferanten. Was unter ihren Hülsen steckt, kann sich in den Nährwerttabellen sehen lassen. Sie enthalten Carotinoide, Vitamine wie Thiamin, Riboflavin, Niazin, B6, Folsäure und sogar eine Spur Vitamin C.

Soja dient als Grundnahrungsmittel in vielen asiatischen Ländern, meist im Rahmen einer fettarmen, gemüsereichen Ernährung.

Soja

Die ungebrochene Popularität der Sojabohne zeigt, dass sie ein äußerst wertvolles Nahrungsmittel ist. Sie hat einen hohen Eiweiß- und einen niedrigen Cholesteringehalt, sie ist reich an den Vitaminen K, B1, B2, B6, B12, Folsäure, Biotin und Vitamin C. Darüber hinaus enthält sie reichlich basische Mineralien.

Brot

Obwohl Brot zu den Säurelieferanten zählt, gehört es zu den Nahrungsmitteln, die unseren Organismus mit lebenswichtigen Vital- und Nährstoffen versorgen. Vor allem der Getreidekeimling enthält hochwertige ungesättigte Fettsäuren sowie Vitamin A und E. Durch die Verarbeitung des Getreides werden jedoch viele dieser Inhaltsstoffe zerstört. Brot aus raffiniertem Mehl sowie alle Produkte aus weißem Mehl verfügen über keinerlei Vitalstoffe mehr. Gewöhnen Sie sich deshalb an, vollwertiges Brot zu kaufen. Allerdings ist ganz frisches Brot stark säurebildend. Verzehren Sie es besser erst ein, zwei Tage nach dem Backen. Kauen Sie es immer sehr gründlich. Eine gute Alternative zu Brot sind Vollgetreideprodukte aus Vollgerste, Buchweizen, Mais, Weizen, Roggen, Dinkel, Hirse, Amaranth und Quinoa.

Vollkornbrott aus Sauerteig sollte nicht am Backtag verzehrt werden, weil es dann besonders Säure bildend wirkt.

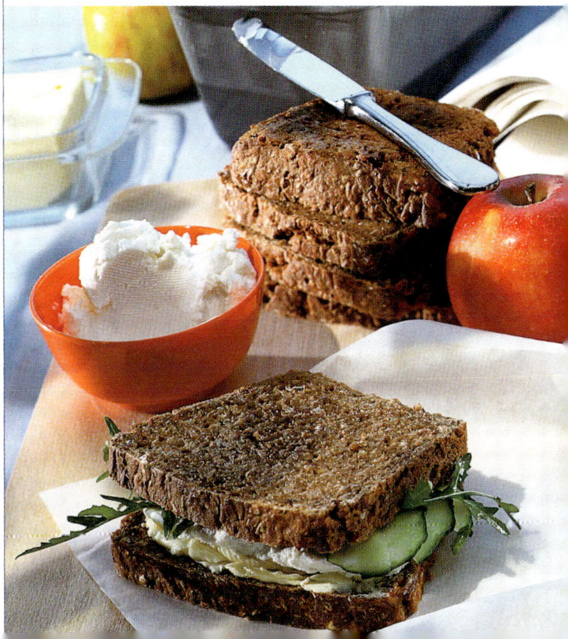

»Gutes« Getreide & Co.

Amaranth (Inkaweizen), Quinoa und Dinkel sind nur schwache Säurebildner, Hirse und Buchweizen schwanken zwischen neutral, leicht sauer und leicht basisch. Buchweizen und Hirse enthalten zudem reichlich Eiweiß und belasten den Blutzuckerspiegel nicht. Buchweizen ist reich an Kalium, Phosphor und Eisen sowie an Vitamin B1 und B2. Hirse enthält ebenfalls hohe Anteile an Mineralstoffen, allen voran Phosphor, Magnesium und Eisen, außerdem Kieselsäure und Vitamine des Vitamin-B-Komplexes. Dinkel enthält mehr Eiweiß, gesunde Fette und Ballaststoffe als herkömmliche Weizenarten. Auch als Mineralstoffträger ist er Spitzenreiter, der vor allem reichlich Kalzium und Phosphor liefert. Wegen seiner Wasserlöslichkeit ist er besonders gut verdaulich.

Sprossen

Am einfachsten zu ziehen sind die Sprossen von Alfalfa- und Mungobohnen, Kichererbsen, Linsen, Sesam, Sonnenblumen, Buchweizen und Weizen. Wichtigste Bedingungen zum Keimen sind Wärme und Licht und Feuchtigkeit.

Die Chinesen wussten schon vor 5000 Jahren, dass man sich mit Hilfe von Sprossen oder Keimlingen auch im Winter Frischkost heranziehen kann und dem Getreide auf diese Weise zusätzliche Vitalstoffe abgewinnen kann. Sprossen sind absolute Basenspender und sind reich an Enzymen und Vitaminen. Während des Keimungsprozesses wird Stärke zu Zucker abgebaut und dadurch ein Stück des Verdauungsprozesses, der sonst vom menschlichen Körper geleistet werden muss, vorweggenommen. Sprossen schmecken sehr gut und sind ideal für die Verdauung.

Sprossen selbst ziehen

Zwar gibt es Sprossen in Naturkostläden, Reformhäusern und Supermärkten zu kaufen, doch absolute Frische garantieren nur selbst gezogene Sprossen. Die einfachste Methode ist das Keimen im Weckglas. Geben Sie dafür in ein Glas von etwa zwei Litern Fassungsvermögen etwa 150 Gramm Körner, und füllen Sie das Glas bis obenhin mit Wasser. Lassen Sie sie nun sechs bis zwölf Stunden quellen, bis sie etwa die doppelte Größe erreicht haben. Gießen Sie die Keimlinge ab, spülen Sie sie gründlich mit lauwarmem Wasser ab, und geben Sie sie zurück in das leere, gut ausgespülte Glas. Befestigen Sie ein Stück Gaze mit einem Gummiring auf dem Glas, und stellen Sie das Glas schräg in einen großen Topf oder auf die Spüle. Achten Sie dabei darauf, dass das Wasser ablaufen kann. Das Glas sollte an einem hellen Platz in Ihrer Küche stehen. Nun zweimal täglich die Sprossen lauwarm abbrausen und abgießen. Nach drei bis vier Tagen sind die meisten Keimlinge fertig. Sie sollten knackig und leicht süßlich schmecken.

Trinken, trinken, trinken

Viele übersäuerte Menschen trinken zu wenig und schaden damit ihrem Organismus, denn alle unsere Körperflüssigkeiten (Blut, Lymphe, Galle, Magen- und Darmsäfte, Gehirn- und Rückenmarksflüssigkeit, Speichel, Schleimsekrete, Schweiß, Urin, Tränenflüssigkeit) benötigen Wasser. Wasser erfüllt bei der Neutralisation und der Säureausscheidung eine wichtige Rolle und ist unerlässlich für die Kochsalzausschwemmung. Trinken Sie also reichlich, mindestens eineinhalb, besser zwei Liter täglich, am besten gut über den Tag verteilt. Sehr gut sind Kräutertees, ungesüßte Fruchtsäfte und kohlensäurefreie Mineralwässer. Gesüßte Getränke wie beispielsweise Limonaden, aber auch Kaffee, schwarzer Tee und Alkohol sind als Durstlöscher nicht geeignet und sollten – wenn überhaupt – nur als Genussmittel in geringen Mengen aufgenommen werden. Zu den Mahlzeiten sollten Sie besser nicht trinken – besser davor oder danach. Warum? Weil der Speisebrei im Magen dadurch zu stark verdünnt und die Verdauung erschwert wird.

Info

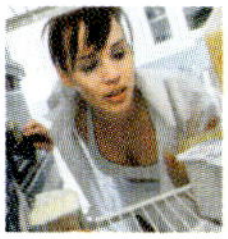

Wussten Sie, dass der Mensch zu rund zwei Dritteln aus Wasser besteht, der chemischen Verbindung zweier Wasserstoffatome mit einem Sauerstoffatom?

Tipps für die Praxis

Vitamine und Mineralstoffe sind ausgesprochen empfindlich. In diesem Kapitel erfahren Sie, welche Garmethoden es gibt, was Sie bei Einkauf und Lagerung beachten müssen und wie Sie Lebensmittel möglichst schonend zubereiten. Ein Wochenplan zeigt, wie man die Rezepte dieses Buches miteinander kombinieren kann, um die tägliche Kost basenreich zu gestalten.

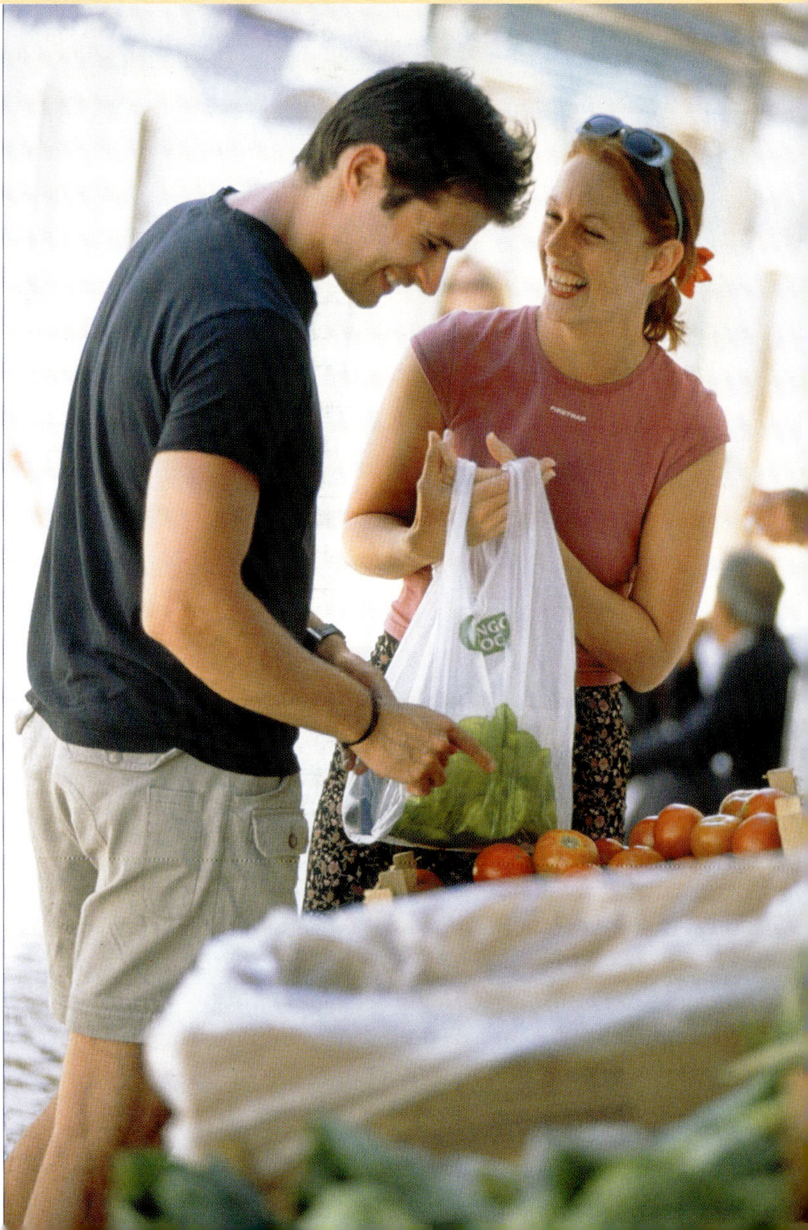

Naturbelassene Lebensmittel sind industriell gefertigten vorzuziehen. Achten Sie beim Einkauf darauf, was auf den Zutatenlisten der Produkte steht, und meiden Sie jene, bei denen Zucker an erster Stelle steht.

Kleiner Küchenratgeber

Für eine basenreiche Kost empfiehlt es sich, vor allem Gemüse, Salate, Obst und Kräuter mit größtmöglichem Gehalt an Inhaltsstoffen zuzubereiten. Kaufen Sie Ihre Zutaten daher möglichst frisch. Frisches sollte auch immer so bald wie möglich verzehrt oder zubereitet werden. Licht und Luft sind Vitamin- und Mineralstoffkiller!

So frisch wie möglich lautet das Motto für den Einkauf und den Verzehr von Lebensmitteln. Bei Gemüse können Sie auch Tiefkühlware kaufen, sofern es ohne Sauce eingefroren wurde. Das Gemüse wird sofort nach der Ernte tiefgefroren und behält dadurch viele Vitamine.

So lagern Sie Frisches

Frisch gekauftes Gemüse, Salate und Kräuter verlieren bei unsachgemäßer Lagerung einen Großteil ihres Vitamingehalts. Wärme, Sauerstoff aus der Luft und Licht setzen den wertvollen Wirkstoffen zu. Nehmen Sie bevorzugt Obst und Gemüse der Saison, und kaufen Sie Produkte aus kontrolliert-biologischem Anbau Ihrer Heimat.

- Gemüse sortieren und getrennt luftig verpackt ins Gemüsefach des Kühlschranks legen. Tomaten, Zwiebeln, Porree, Knoblauch und Auberginen mögen es wärmer und gehören nicht in den Kühlschrank. Auch Kartoffeln mögen Kühlschrankkälte nicht, sondern bevorzugen einen dunklen Keller. Wichtig: Kartoffeln in Kunststoffbeuteln oder Gemüse in Folie sollten Sie nach dem Einkauf gleich aus der Verpackung nehmen. Die Lebensmittel könnten sonst »schwitzen«, was wiederum zu Fäulnis führen kann.
- Obst sollte möglichst kurz gelagert werden. Beeren auf einen Teller geben und im Kühlschrank aufbewahren. Steinobst (wie Kirschen, Zwetschgen, Pfirsiche, Aprikosen) gehört ins Gemüsefach. Zitrusfrüchte, Bananen und die meisten exotischen Früchte sind kälteempfindlich und werden bei Zimmertemperatur gelagert. Dabei nicht zu viele Früchte übereinander stapeln – sonst bilden sich Druckstellen und das Obst verdirbt.

☐ Das Grün von Radieschen, Rettich, Bundmöhren und Kohlrabi entfernen, es verbraucht wertvolle Energie von Wurzel und Knolle, das Gemüse wird schneller alt.

Kaufen Sie Olivenöl, Sonnenblumenöl oder Rapsöl in dunklen Flaschen. Bewahren Sie es so auf, dass es vor direkten Sonnenstrahlen geschützt steht.

☐ Salate locker verpacken und ebenfalls im Gemüsefach des Kühlschranks aufbewahren.

☐ Frische Kräuter können einige Tage in einer Plastiktüte oder einem Plastikbehälter im Gemüsefach des Kühlschranks gelagert werden.

☐ Fisch und Fleisch sollten Sie immer am Tag des Einkaufs, spätestens jedoch am nächsten Tag zubereiten. Ausnahme: Hackfleisch stets sofort verarbeiten.

Trockenvorräte

Viele Lebensmittel, die Sie für eine basenreiche Ernährung benötigen, sind zur Vorratshaltung geeignet. Getreide, Hülsenfrüchte, Samen, Nüsse und Gewürze mögen es kühl, trocken und dunkel. Der Nährstoffverlust ist umso geringer, je trockener Sie die Lebensmittel aufbewahren. Wärme hingegen begünstigt die Entstehung von Schimmel- oder Fäulnisbildung.

Wann immer möglich sollten Vorräte lieber in dunklen Gefäßen aufbewahrt werden, denn viele Vitamine sind lichtempfindlich.

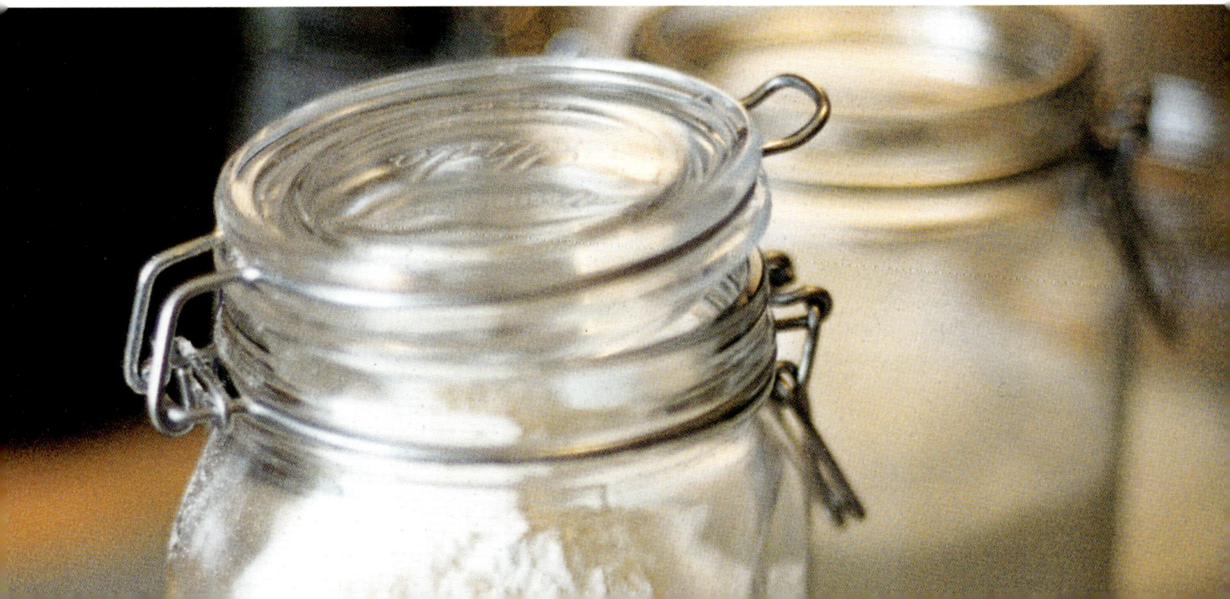

Die Zubereitung der Speisen

Eine Regel besagt: So sorgfältig wie nötig, aber so schonend wie möglich. So bleibt eine Menge von dem erhalten, was Ihrer Gesundheit nützt. Die richtige Vor- und Zubereitung des Essens ist dabei mindestens ebenso wichtig wie die richtige Auswahl der Lebensmittel. Licht, Luft und Wasser können die lebenswichtigen, empfindlichen Nährstoffe zerstören. Besonders sensibel reagieren Vitamine, Mineralstoffe und die sekundären Pflanzenstoffe. Allerdings ist auch das Garen vieler Lebensmittel notwendig. Schädliche Mikroorganismen und Krankheitskeime werden dabei zerstört. Garen erhöht die Verträglichkeit von bestimmten Nahrungsmitteln und verbessert die Verfügbarkeit einzelner Wirkstoffe für unseren Körper. Bei Kartoffeln etwa verändert sich die Stärke erst durch das Erhitzen so, dass unsere Verdauungsenzyme in Aktion treten können.

Schonend garen

- Für Gemüse ist Dünsten geradezu ideal. Am besten verwenden Sie fest schließendes Kochgeschirr, das Sie während des Garens möglichst geschlossen halten. Denn Luft schadet zahlreichen Vitaminen. Am meisten Nährstoffe und Vitamine bleiben erhalten, wenn das Gargut schnell kocht und dann bei schwacher bis mittlerer Hitze fertig gegart wird.
- Beim Sautieren oder Kurzbraten gilt: Kurz garen, damit Aroma und Nährstoffe nicht verloren gehen, die Lebensmittel ihren »Biss« bewahren. Eine gute Möglichkeit, schonend zu garen, bietet der chinesische Wok. Dabei wird das Gargut zerkleinert, ins heiße Öl gegeben und bei starker Hitze unter ständigem Rühren gegart. Durch die starke Hitze am Wokboden ist die Garzeit kurz, und nur wenige Inhaltsstoffe gehen verloren.
- Beim Braten möglichst wenig Fett verwenden. Denn je weniger Fett ein Gericht enthält, desto leichter verdaulich ist es. Am

Info

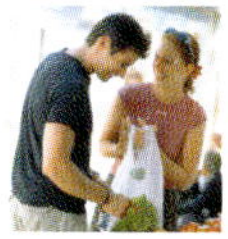

Mit schonenden Garmethoden lassen sich die Nährstoffverluste in Grenzen halten. Dabei gilt: Je kürzer die Garzeit, desto geringer ist der Vitaminverlust.

besten, Sie heizen die Pfanne bei starker Hitze an, das Bratgut selbst braten Sie bei mittlerer bis schwacher Hitze.

☐ Manche Lebensmittel wie Nudeln, Hülsenfrüchte oder Reis müssen in reichlich Wasser gekocht werden. Die Vitamine und Nährstoffe gehen dabei ins Wasser über. Daher sollten Sie Nudelwasser auch nicht wegschütten, sondern weiterverwenden: als Grundlage für Gemüsebrühe oder Suppe. Oder Sie kochen Hülsenfrüchte oder Getreide darin.

Wichtige Ess- und Trinkregeln

Essen Sie nur so viel, wie Ihr Körper tatsächlich braucht. Befolgen Sie die Regel: Morgens wie ein Kaiser, mittags wie ein König, abends wie ein Bettelmann.

☐ Genießen Sie die Mahlzeiten ganz bewusst. Essen Sie nicht vor dem eingeschalteten Fernseher oder beim Lesen der Zeitung. Nehmen Sie den Geschmack Ihrer Speisen wahr.

☐ Schlingen Sie nicht, lassen Sie sich Zeit zum Essen. Kauen Sie jeden Bissen bewusst, und speicheln Sie dadurch den Nahrungsbrei gut ein, denn die Verdauung beginnt schon im Mund. Der Speichel enthält Enzyme, welche schon im Mund mit der Aufspaltung der Kohlenhydrate beginnen.

☐ Denken Sie daran: Auch das Auge isst mit. Ein gutes Zeichen ist, wenn einem schon beim Anblick der Speisen das Wasser im Mund zusammenläuft.

☐ Genießen Sie die Vielfalt an Lebensmitteln. Es gibt keine »gesunden«, »ungesunden« oder »verbotenen« Lebensmittel. Auf die Menge, Auswahl und Kombination kommt es an.

☐ Nehmen Sie täglich drei Hauptmahlzeiten und maximal zwei Zwischengerichte zu sich. Gewöhnen Sie sich das Naschen zwischendurch ab.

☐ Seien Sie zurückhaltend mit Salz, denn es bindet Wasser im Gewebe. Verwenden Sie stattdessen Gewürze und reichlich frische Kräuter. Verwenden Sie auf jeden Fall jodiertes Speisesalz.

☐ Genießen Sie Zucker und mit Zuckerzusatz hergestellte Lebensmittel bzw. Getränke nur gelegentlich.

Die basische Wochenkur

Dieser Wochenplan soll Ihnen bei der Umstellung zur basischen Ernährung helfen. Nehmen Sie sich an diesen Tagen nicht allzu viel vor, und konzentrieren Sie sich ganz auf Ihren Körper. Am besten, Sie kaufen gleich zu Beginn der Woche die Zutaten für die Basen-Gemüsebrühe von Seite 49. Diese Basen-Gemüsebrühe kann bei der Regulierung Ihres Säure-Basen-Haushalts ausgesprochen hilfreich sein. Trinken Sie täglich davon so viel Sie mögen, und verwenden Sie sie als Basis für andere Gerichte. Nehmen Sie täglich drei Hauptmahlzeiten und maximal zwei Zwischengerichte zu sich. Zwischen den Mahlzeiten sollten Sie einen Abstand von mindestens zwei Stunden einhalten. Sie werden sehen: Bereits nach einer Woche werden Sie sich deutlich besser fühlen!

Die Basen-Gemüsebrühe wird aus saisonalem Gemüse, Knoblauch, Petersilie, Zwiebel, Lorbeerblättern, Gewürznelken, Wacholderbeeren, Muskatnuss und etwas Meersalz gekocht. Für die Zubereitung siehe Seite 49.

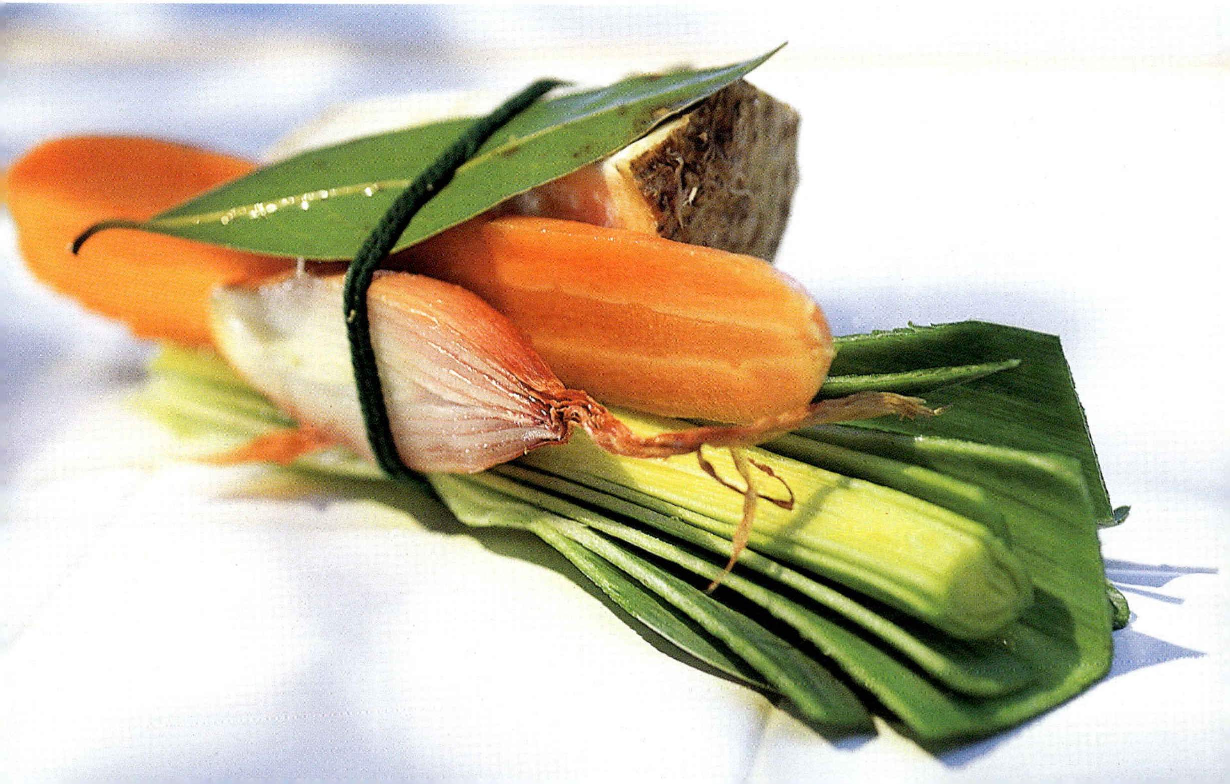

Auf »saure« Lebensmittel wie Weißmehlprodukte, weißen Zucker, Limonade und Cola sollten Sie ganz verzichten.

Wochenplan

Montag

- Exotischer Fruchtsalat — Seite 43
- Quinoasalat mit Wildreis — Seite 45
- Kastaniennocken — Seite 69
- Tomaten-Möhren-Cocktail — Seite 86
- 1 Scheibe Vollkornbrot mit Aprikosenpüree — Seite 43

Dienstag

- Sprossenmüsli — Seite 41
- Gemüsesalat — Seite 48
  mit 2 Scheiben Dinkelbaguette — Seite 87
- Maiskolben mit Kräuterbutter — Seite 88
- Gefüllte Datteln und Mandelmilch — Seite 92

Mittwoch

- Bananen-Möhren-Drink — Seite 43
- Tomatensuppe — Seite 52
  und 2 Quinoawaffeln — Seite 89
- Eisbergsalat mit Melone und Rinderfilet — Seite 76
- 2 Scheiben Dinkelbaguette — Seite 87
  mit Rote-Bete-Dip — Seite 57

Donnerstag

- Bircher Müsli — Seite 41
- Folienkartoffeln mit Sprossenquark — Seite 60

- Gurkensalat — Seite 47
- Kartoffel-Möhren-Creme mit 2 Scheiben Vollkornbrot — Seite 49

Freitag

- Dinkelgrütze mit Erdbeeren — Seite 42
- Kartoffelküchlein mit Tofucreme — Seite 61
- Pfirsich-Ananas-Smoothie — Seite 93
- Russischer Borschtsch — Seite 51
  mit 2 Scheiben Dinkelbaguette — Seite 87

Samstag

- Melonencarpaccio mit Joghurt — Seite 42
- Couscoussalat mit Brokkoli und Tomaten — Seite 62
- Pumpernickel mit Käse und Radieschen — Seite 83
- Grüner Powerdrink — Seite 86
- 2 Quinoawaffeln — Seite 89
  mit Hummus — Seite 57

Sonntag

- Amaranthgrütze mit Früchten — Seite 42
- Falafel mit Taboulé und Joghurtsauce — Seite 65
- 2 Scheiben Vollkornbrot mit Rettichcreme — Seite 83
- Erdbeerküchlein mit Sahne — Seite 92

Info

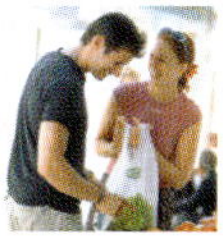

Die Gerichte sind natürlich untereinander austauschbar. Wichtig ist allerdings, dass sie immer frisch zubereitet werden, um in den Genuss aller wertvollen Inhaltsstoffe zu kommen.

Rezepte bei Übersäuerung

Übersäuerung stellt sich nicht von heute auf morgen ein. Erst eine falsche Lebensweise und eine einseitige Ernährung über lange Zeiträume hinweg führen dazu. Je früher man auf eine ausgewogene, basenreiche Kost umstellt, desto besser. Die folgenden Rezepte ergeben schmackhafte Gerichte für den ganzen Tagesablauf, bei dem auch der Genuss nicht zu kurz kommt.

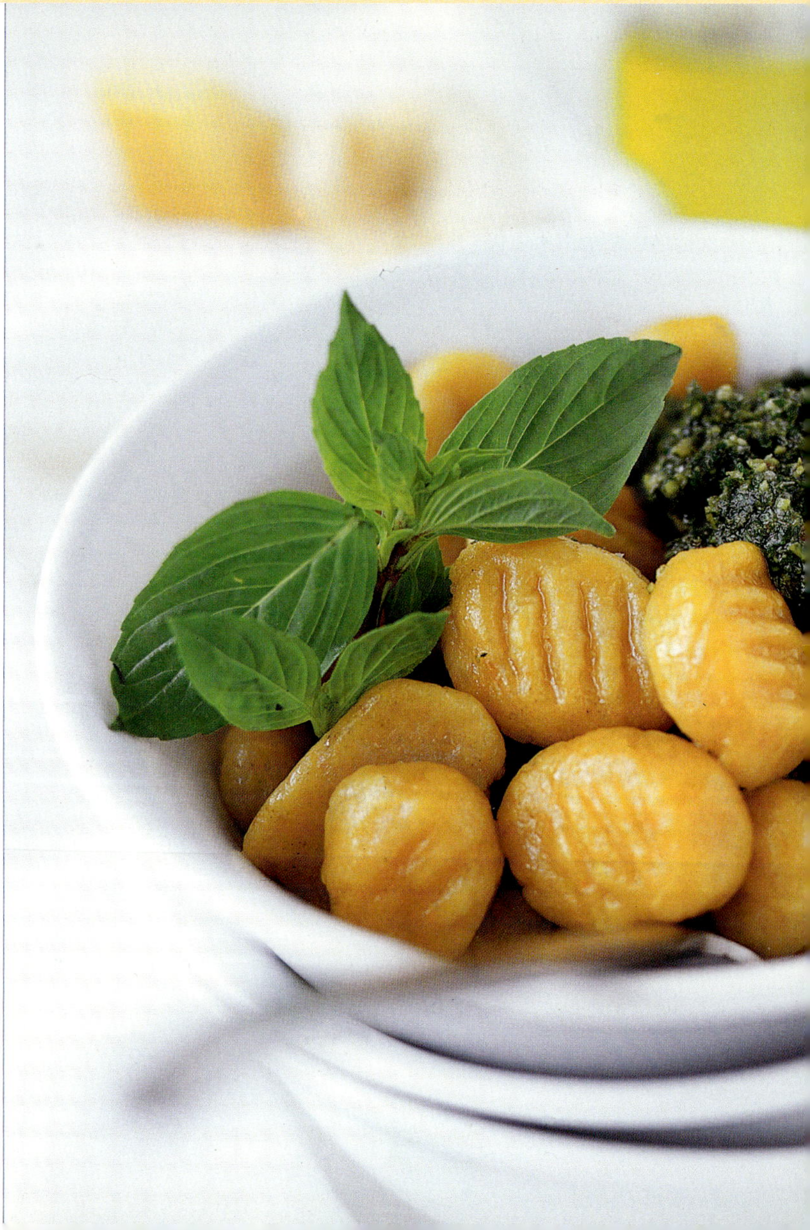

Schränken Sie, wann immer möglich, den Verzehr von stark sauren Nahrungs- und Genussmitteln ein. Dazu gehören Fleisch, tierische Fette, Süßigkeiten, Gebäcke aus weißem Mehl sowie Limonaden, Kaffee, schwarzer Tee, Alkohol und Nikotin. Genießen Sie beispielsweise dafür die Kürbisgnocchi mit Pesto von Seite 79.

Zum Frühstück

Gewöhnen Sie sich an, jeden Morgen etwas zu verzehren. Wer nichts kauen mag, der kann auch einen Bananendrink zu sich nehmen, bevor er das Haus verlässt.

Bircher Müsli

1 Die Haferflocken in 150 Milliliter Wasser einweichen. Die Mischung zugedeckt über Nacht in den Kühlschrank stellen.

2 Joghurt, Zitronen- und Orangensaft, die eingeweichten Haferflocken und den Birnendicksaft miteinander verrühren.

3 Äpfel waschen, entkernen, ungeschält fein raspeln und unterheben. Mit Rosinen, Mandeln und Haselnüssen bestreuen.

Zubereitungszeit: 15 Minuten + 12 Stunden einweichen

Für 4 Portionen

6 EL Haferflocken
200 g fettarmer Joghurt
4 TL Zitronensaft, 1 TL Orangensaft
3 TL Birnendicksaft
700 g Äpfel, 2 EL Rosinen
3 EL fein gehackte Mandeln
2 EL fein gehackte Haselnüsse

1100 kJ/262 kcal, 7 g Eiweiß, 9 g Fett, 37 g Kohlenhydrate, 6 g Ballaststoffe, 1 mg Cholesterin

Sprossenmüsli

1 Keimlinge kalt abspülen und abtropfen lassen. Apfel waschen, schälen, entkernen und grob raspeln. Orange auspressen und den Saft mit den Apfelraspeln vermischen.

2 Den Joghurt mit der Sahne und etwas Birnendicksaft cremig rühren. Über das Obst und die Sprossen gießen.

3 Leinsamen, Rosinen und Haferflocken unterrühren.

Zubereitungszeit: 15 Minuten

Für 2 Portionen

3 EL Sonnenblumenkeimlinge
3 EL Weizenkeimlinge
1 Apfel, 1 Orange, 150 g Naturjoghurt
2 EL Sahne, Birnendicksaft
1 EL geschroteter Leinsamen
1 EL über Nacht eingeweichte Rosinen
3 EL kernige Haferflocken

1250 kJ/297 kcal, 15 g Eiweiß, 9 g Fett, 38 g Kohlenhydrate, 10 g Ballaststoffe, 13 mg Cholesterin

Bananen-Buttermilch

1 Banane schälen. Das Mark der Vanilleschote herauskratzen.

2 Beides mit etwas Birnendicksaft und Buttermilch mixen.

Zubereitungszeit: 5 Minuten

Für 1 Glas

1 Banane, 1/4 Vanilleschote
Birnendicksaft, 130 ml Buttermilch

769 kJ/183 kcal, 6 g Eiweiß, 1 g Fett, 36 g Kohlenhydrate, 3 g Ballaststoffe, 4 mg Cholesterin

Dinkelgrütze mit Erdbeeren

Für 2 Portionen
6 EL fein gemahlener Dinkel
300 g Erdbeeren
Birnendicksaft zum Süßen nach Belieben
3 EL steif geschlagene Sahne
2 EL Sesamsaat

1190 kJ/283 kcal, 6 g Eiweiß, 14 g Fett, 33 g Kohlenhydrate, 5 g Ballaststoffe, 23 mg Cholesterin

1 Den Dinkel in 200 Milliliter kochendes Wasser einstreuen. Den Brei unter Rühren zum Kochen bringen und die Hitze reduzieren. Die Grütze 20 Minuten quellen lassen.

2 Die Erdbeeren verlesen, waschen, putzen und vierteln. Mit dem Birnendicksaft beträufeln.

3 Sahne unter die Grütze ziehen. Das Obst darauf anrichten.

4 Die Sesamsaat in einer Pfanne ohne Fett unter Rühren rösten und über die Erdbeeren streuen.

Zubereitungszeit: 15 Minuten + 20 Minuten quellen

Amaranthgrütze mit Früchten

Für 4 Portionen
2 Äpfel
2 Birnen
250 g Amaranth
1 EL Ahornsirup

1259 kJ/299 kcal, 15 g Eiweiß, 6 g Fett, 52 g Kohlenhydrate, 9 g Ballaststoffe, 0 mg Cholesterin

1 Die Früchte schälen, halbieren, die Kerngehäuse entfernen und das Fruchtfleisch klein schneiden.

2 Den Amaranth mit 750 Milliliter Wasser aufsetzen und bei mittlerer Hitze zum Kochen bringen. Die Apfel- und Birnenstücke zufügen. Die Hitze reduzieren und alles zusammen 20 bis 25 Minuten garen, bis die Körner weich sind. Dabei gelegentlich umrühren.

3 Die Grütze mit Ahornsirup verfeinern und servieren.

Zubereitungszeit: 10 Minuten + 25 Minuten garen

Melonencarpaccio mit Joghurt

Für 4 Portionen
1/4 Wassermelone
1/2 Galiamelone
1/2 Honigmelone
2 Kiwis
400 g fettarmer Joghurt

511 kJ/121 kcal, 6 g Eiweiß, 1 g Fett, 22 g Kohlenhydrate, 2 g Ballaststoffe, 1 mg Cholesterin

1 Das Fruchtfleisch aus den Melonen lösen und in mundgerechte Stücke schneiden, dabei die Kerne entfernen.

2 Die Kiwis schälen und in dünne Scheiben schneiden.

3 Die Früchte auf einem Teller anrichten und mit dem Joghurt servieren.

Zubereitungszeit: 15 Minuten

Exotischer Fruchtsalat

1 Mango, Papaya und Ananas schälen. Das Fruchtfleisch der Mango vom Kern schneiden, die Kerne der Papaya entfernen, die Ananas vierteln und den Strunk entfernen. Alle drei Früchte in mundgerechte Stücke teilen.

2 Die Birne waschen, Kerngehäuse entfernen und das Fruchtfleisch würfeln. Die Weintrauben waschen, halbieren und nach Belieben entkernen. Die Feigen würfeln.

3 Alle Früchte miteinander vermengen und mit etwas Birnendicksaft süßen.

Zubereitungszeit: 15 Minuten

Für 4 Portionen
1 reife Mango
1 reife Papaya
1 reife Ananas
1 Birne
20 blaue Weintrauben
100 g getrocknete Feigen
Birnendicksaft nach Belieben

837 kJ/199 kcal, 3 g Eiweiß, 1 g Fett, 43 g Kohlenhydrate, 7 g Ballaststoffe, 0 mg Cholesterin

Aprikosenpüree

1 Die Aprikosen waschen, halbieren, entsteinen und grob zerkleinern.

2 Mit Zitronensaft und Birnendicksaft in einem Mixer zu einer feinen Paste pürieren.

3 Die Brotscheiben mit dem Püree bestreichen und mit den Mandeln bestreuen.

Zubereitungszeit: 10 Minuten

Für 4 Portionen
250 g vollreife Aprikosen
2–3 TL Zitronensaft
1 EL Birnendicksaft
4 Scheiben Vollkornbrot
2 EL gehobelte Mandeln

450 kJ/107 kcal, 3 g Eiweiß, 3 g Fett, 16 g Kohlenhydrate, 4 g Ballaststoffe, 0 mg Cholesterin

Bananen-Möhren-Drink

1 Die Banane schälen und klein schneiden.

2 Den Möhrensaft und die Dickmilch miteinander verrühren.

3 Bananen, Möhrendickmilch und Weizenkeimlinge in einen Mixer geben und cremig pürieren. Den Drink vor dem Servieren etwas aufquellen lassen.

Zubereitungszeit: 5 Minuten

Für 1 Glas
1 Banane
100 ml Möhrensaft
2 EL Dickmilch
1 EL Weizenkeimlinge

994 kJ/236 kcal, 9 g Eiweiß, 4 g Fett, 40 g Kohlenhydrate, 7 g Ballaststoffe, 5 mg Cholesterin

Salate und Suppen

Nehmen Sie sich die Zeit, täglich etwas Frisches zuzubereiten. Mit Blattsalaten, Hülsenfrüchten und Körnern wie Quinoa, Amaranth und Hirse lassen sich schmackhafte, basenreiche Gerichte schaffen. In diesem Kapitel steht auch das Rezept für die Basen-Gemüsebrühe, die Sie als Basis sowohl für Suppen als auch für viele Hauptgerichte verwenden können. Im Sommer greifen Sie beim Einkauf am besten nach heimischen Salaten aus ökologischem Anbau. Die getreideähnlichen Körner Amaranth und Quinoa bekommen Sie in Naturkostläden oder in gut sortierten Lebensmittelmärkten.

Feldsalat mit Linsensprossen und Sonnenblumenkernen ist ein wahres Kraftpaket und unterstützt eine basenreiche Ernährung.

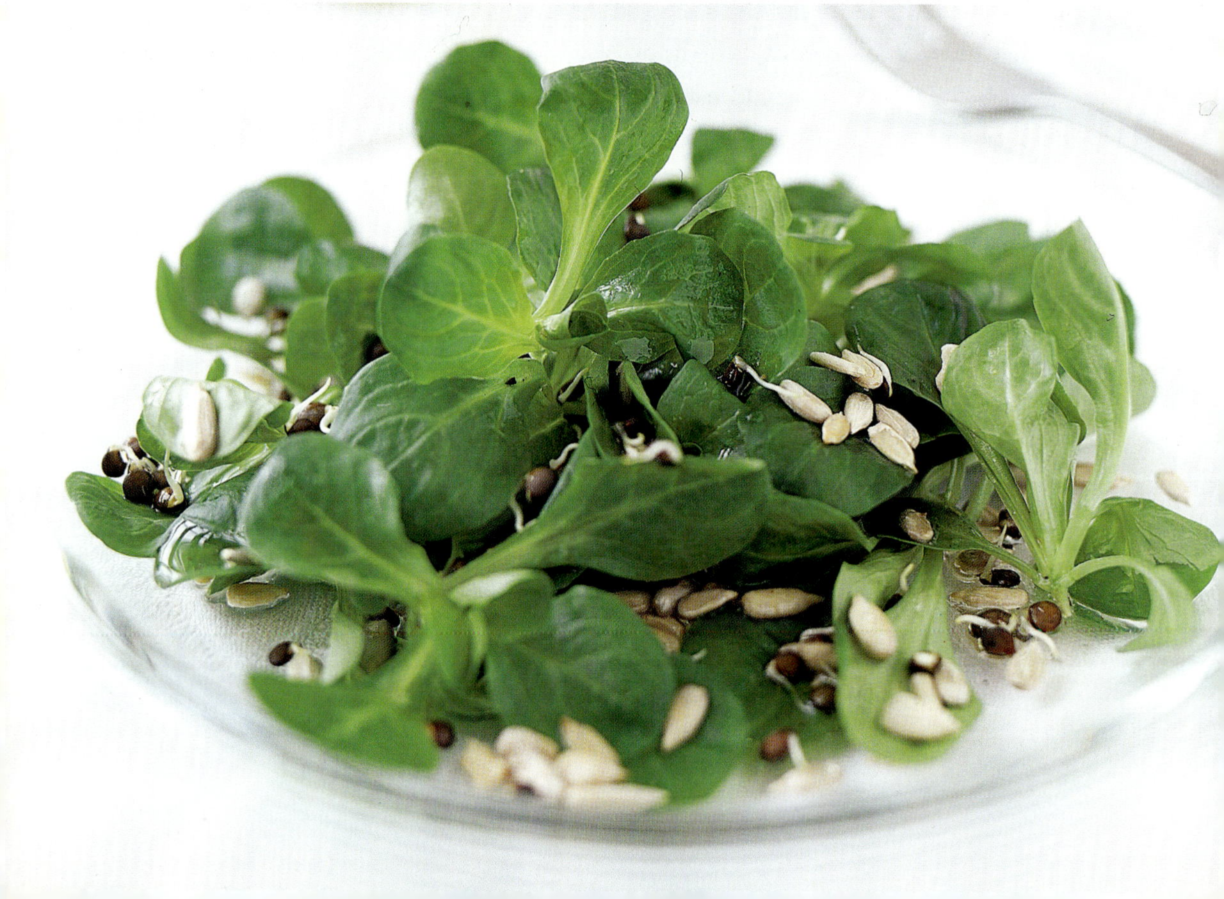

Quinoasalat mit Wildreis

Für 4 Portionen
1 rote Paprikaschote
1 gelbe Paprikaschote
125 g Wildreis
Salz
250 g Quinoa

Marinade
1 EL fein gehackter Knoblauch
3 EL fein gehackte Schalotten
1 EL Rotweinessig
3 EL Olivenöl
3 EL fein gehackte Petersilie
1 TL Dijonsenf
1 TL getrockneter Thymian
frisch gemahlener Pfeffer

1796 kJ/427 kcal, 13 g Eiweiß, 13 g Fett, 64 g Kohlenhydrate, 11 g Ballaststoffe, 0 mg Cholesterin

1 Die beiden Paprikaschoten bei 200 °C (Umluft 180 °C, Gas Stufe 3–4) im Backofen rösten, bis die Haut Blasen wirft, dabei einmal wenden. In eine Plastiktüte geben und etwa 30 Minuten abkühlen lassen. Die Haut der Schoten abziehen, die Samen entfernen und das Fruchtfleisch in Streifen schneiden.
2 Inzwischen den Wildreis in einem Topf erwärmen und mit 250 Milliliter Wasser und etwas Salz aufkochen. Bei schwacher Hitze 45 bis 50 Minuten ziehen lassen.
3 Die Quinoa unter fließendem kaltem Wasser waschen. Mit 600 Milliliter Wasser bei mittlerer Hitze zum Kochen bringen. Umrühren, abdecken und etwa 15 Minuten bei schwacher Hitze leise kochen lassen, bis das Wasser aufgesogen ist.
4 Aus den restlichen Zutaten eine Marinade zubereiten. Die Marinade mit dem Wildreis, der Quinoa und den Paprikastreifen vermischen. Den Salat mindestens 1 Stunde zum Durchziehen in den Kühlschrank stellen.

Zubereitungszeit: 60 Minuten + 60 Minuten ruhen

Feldsalat-Sprossen-Salat

Für 4 Portionen
200 g Feldsalat (Rapunzel)
2 Hand voll Linsensprossen
1 1/2 EL Zitronensaft
Salz, frisch gemahlener Pfeffer
3 EL Olivenöl
2 EL Sonnenblumenkerne

561 kJ/133 kcal, 3 g Eiweiß, 12 g Fett, 4 g Kohlenhydrate, 1 g Ballaststoffe, 0 mg Cholesterin

1 Den Salat waschen, putzen und trockenschleudern. Die Sprossen abbrausen und abtropfen lassen.
2 Den Zitronensaft mit Salz und Pfeffer verrühren und das Öl nach und nach unter Rühren einlaufen lassen.
3 Den Salat mit dem Dressing vermengen und mit den Sonnenblumenkernen bestreuen.

Zubereitungszeit: 10 Minuten

Info Rapunzel ist ein anderer Name für Feldsalat. Dieser mit dem Baldrian verwandte Salat ist ein beliebter Wintersalat.

Für 4 Portionen

Salat

250 g kleine Möhren
1 Zwiebel
150 g Linsen
1/2 Bund Petersilie
1 EL Senf
Salz, frisch gemahlener Pfeffer
2 EL Weißweinessig
4 EL Sonnenblumenöl

Quinoawaffeln

200 g Quinoa
Salz
1/4 l Sojadrink
Butter

2166 kJ/515 kcal, 27 g Eiweiß, 21 g Fett, 53 g Kohlenhydrate, 17 g Ballaststoffe, 0 mg Cholesterin

Linsen-Möhren-Salat mit Quinoawaffeln

1 Die Möhren waschen und nach Belieben schälen. Die Zwiebel abziehen. Das Gemüse ganz lassen.

2 Die Linsen mit 1 Liter Wasser, den Möhren, der Zwiebel und 2 Stängel Petersilie in einen Topf geben, den Deckel auflegen und das Ganze zum Kochen bringen. Linsen und Möhren 40 bis 60 Minuten leise kochen lassen, bis sie weich sind. Die Linsen dürfen nicht aufplatzen.

3 Senf, Salz, Pfeffer, Essig und Öl zu einer Vinaigrette verrühren.

4 Möhren und Linsen abgießen. Die Zwiebel wegwerfen. Die Möhren in Scheiben schneiden. Die restliche Petersilie abbrausen, trockenschwenken, die Blättchen abzupfen und fein hacken. Die Vinaigrette über die noch warmen Möhren und Linsen geben und alles miteinander vermischen. Mit Petersilie bestreuen.

5 Inzwischen für die Waffeln die Quinoa fein mahlen. Das Quinoamehl mit einer Prise Salz und dem Sojadrink verrühren, bis ein dünnflüssiger Teig entsteht. Den Teig mindestens 15 Minuten ruhen lassen.

6 Ein Waffeleisen aufheizen, einfetten und darin aus jeweils 2 Esslöffel Teig knusprige Waffeln backen. Zum Linsen-Möhren-Salat servieren.

Zubereitungszeit: 20 Minuten + 60 Minuten garen + 15 Minuten quellen

Zucchini-Rucola-Carpaccio

1 Die Zucchini waschen, putzen und in feine Scheiben schneiden.

2 Die Rucola putzen, waschen und trockentupfen.

3 Limettensaft, Salz, Pfeffer und Olivenöl zu einer Vinaigrette verrühren und mit den Zucchini vermischen.

4 Die Rucola auf Tellern anrichten und mit den marinierten Zucchinischeiben belegen. Mit Sonnenblumenkernen bestreuen und servieren.

Zubereitungszeit: 15 Minuten

Für 4 Portionen
7 junge gelbe und grüne Zucchini (etwa 700 g)
1 Bund Rucola
Saft von 2 Limetten
Salz, frisch gemahlener Pfeffer
2 EL Olivenöl

Außerdem
2 EL Sonnenblumenkerne

522 kJ/124 kcal, 4 g Eiweiß, 9 g Fett, 5 g Kohlenhydrate, 3 g Ballaststoffe, 0 mg Cholesterin

Gurkensalat

1 Die Gurken schälen, in feine Scheiben hobeln, mit Salz bestreuen und etwa 10 Minuten ziehen lassen. Die Gurkenscheiben gut ausdrücken.

2 Für die Vinaigrette Zitronensaft, Petersilie, Pfeffer und Öl miteinander verrühren. Die Vinaigrette über die Gurken geben und alles gut vermengen.

Zubereitungszeit: 10 Minuten + 10 Minuten ruhen

Für 4 Portionen
2 Salatgurken
Salz
1 1/2 EL Zitronensaft
2 EL fein gehackte Petersilie
frisch gemahlener Pfeffer
3 EL Sonnenblumenöl

396 kJ/97 kcal, 1 g Eiweiß, 9 g Fett, 2 g Kohlenhydrate, 1 g Ballaststoffe, 0 mg Cholesterin

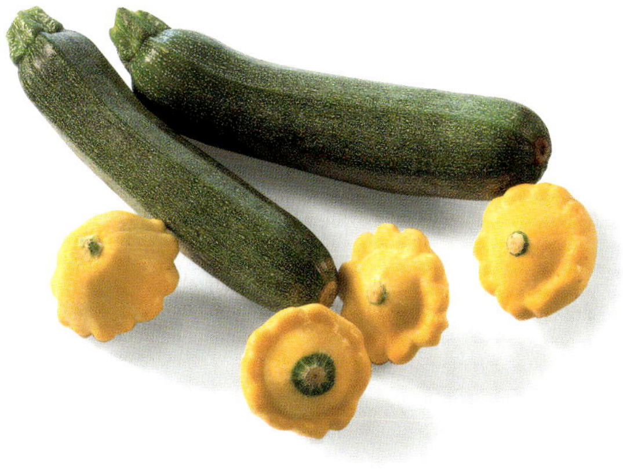

Zucchini und die zarten Mini-Patissons lassen sich in der Küche sehr gut miteinander kombinieren.

Für 4 Portionen
1 gelbe Paprikaschote
3 junge Zucchini
3 Möhren
Salz
1 kleine Fenchelknolle
2 Zwiebeln
2 Knoblauchzehen
5 EL Olivenöl
2 EL Apfelessig
1 TL Senf
frisch gemahlener Pfeffer
1 Hand voll Basilikumblätter
3 Scheiben Knäckebrot

853 kJ/203 kcal, 4 g Eiweiß, 16 g Fett, 12 g Kohlenhydrate, 4 g Ballaststoffe, 0 mg Cholesterin

Gemüsesalat

1 Die Paprika waschen, halbieren, Samen und Trennwände entfernen und das Fruchtfleisch in feine Streifen schneiden.

2 Die Zucchini waschen und putzen. Die Möhren schälen. Zucchini und Möhren im Ganzen in leicht gesalzenem Wasser 5 Minuten kochen. Das Gemüse abgießen und dabei das Wasser auffangen.

3 Den Fenchel waschen, halbieren und die harten Stellen entfernen. Die Fenchelhälften in dünne Scheiben erst längs, dann mehrmals quer schneiden.

4 Die Zwiebeln und Knoblauchzehen abziehen und in feine Würfel schneiden.

5 In einer Pfanne 2 Esslöffel Olivenöl erhitzen und die Hälfte der Zwiebelwürfel darin glasig dünsten. Fenchel- und Paprikastreifen zugeben, mit wenig Wasser ablöschen und in etwa 10 Minuten weich kochen.

6 Für das Dressing Essig, Senf, Pfeffer, 2 Esslöffel Olivenöl, 3 Esslöffel Gemüsewasser, die restlichen Zwiebeln und den Knoblauch gut verrühren. Die Basilikumblätter zerpflücken und zugeben.

7 Zucchini und Möhren in Scheiben schneiden. Mit dem restlichen Gemüse und dem Dressing vermischen.

8 Das Knäckebrot in kleine Stücke brechen. Das restliche Öl erhitzen und das Knäckebrot darin knusprig braun rösten. Über den Salat streuen. Sofort servieren.

Zubereitungszeit: 40 Minuten

Grundrezept Basen-Gemüsebrühe

Für gut 1 Liter
800 g Gemüse (je nach Jahreszeit Möhren, Sellerieknollen, Fenchel, Petersilienwurzel)
2 Knoblauchzehen
1 Zwiebel
1 Bund Petersilie
3 Lorbeerblätter
3 Gewürznelken
4 Wacholderbeeren
frisch geriebene Muskatnuss
Meersalz

120 kJ/30 kcal, 3 g Eiweiß, 1 g Fett, 2 g Kohlenhydrate, 0 g Ballaststoffe, 0 mg Cholesterin

1 Das Gemüse unter fließendem Wasser mit einer Bürste gut reinigen, nach Bedarf putzen und in grobe Stücke teilen. Das gesamte Gemüse in einen großen Topf geben.

2 Den Knoblauch und die Zwiebel abziehen und zerkleinern. Die Petersilie waschen und die Blätter abzupfen.

3 Knoblauch, Zwiebel, Petersilie, Lorbeerblätter, Nelken und Wacholderbeeren, Muskatnuss und etwas Salz zum Gemüse in den Topf geben. Das Gemüse mit 1 1/2 Liter Wasser aufgießen und rund 20 Minuten mehr ziehen als kochen lassen.

4 Die Brühe abseihen und das Gemüse anderweitig verwenden. Die Brühe kann solo getrunken werden oder als Zutat für viele Rezepte dienen.

Zubereitungszeit: 30 Minuten

Kartoffel-Möhren-Creme

Für 4 Portionen
1 kg vorwiegend fest kochende Kartoffeln
1 kg Möhren
2 Zwiebeln
1 Stück Porree (etwa 5 Zentimeter lang)
1/2 Bund Petersilie
1 Lorbeerblatt
Meersalz
1 EL Butter
150 g Sahne
Cayennepfeffer

1220 kJ/290 kcal, 8 g Eiweiß, 9 g Fett, 43 g Kohlenhydrate, 13 g Ballaststoffe, 26 mg Cholesterin

1 Die Kartoffeln und die Möhren waschen, schälen und in kleine Stücke schneiden. Die Zwiebeln abziehen und fein hacken. Den Porree putzen, waschen und in feine Ringe schneiden. Die Petersilie waschen, trockenschwenken, die Blättchen abzupfen und fein hacken.

2 Die vorbereiteten Zutaten mit dem Lorbeerblatt in einem Topf knapp mit Wasser bedecken, leicht salzen, aufkochen, die Hitze etwas reduzieren und gar kochen.

3 Das Lorbeerblatt entfernen. Das Gemüse pürieren.

4 Die Butter und die Sahne zugeben. Die Suppe mit Salz und Cayennepfeffer kräftig würzen.

Zubereitungszeit: 30 Minuten + 25 Minuten garen

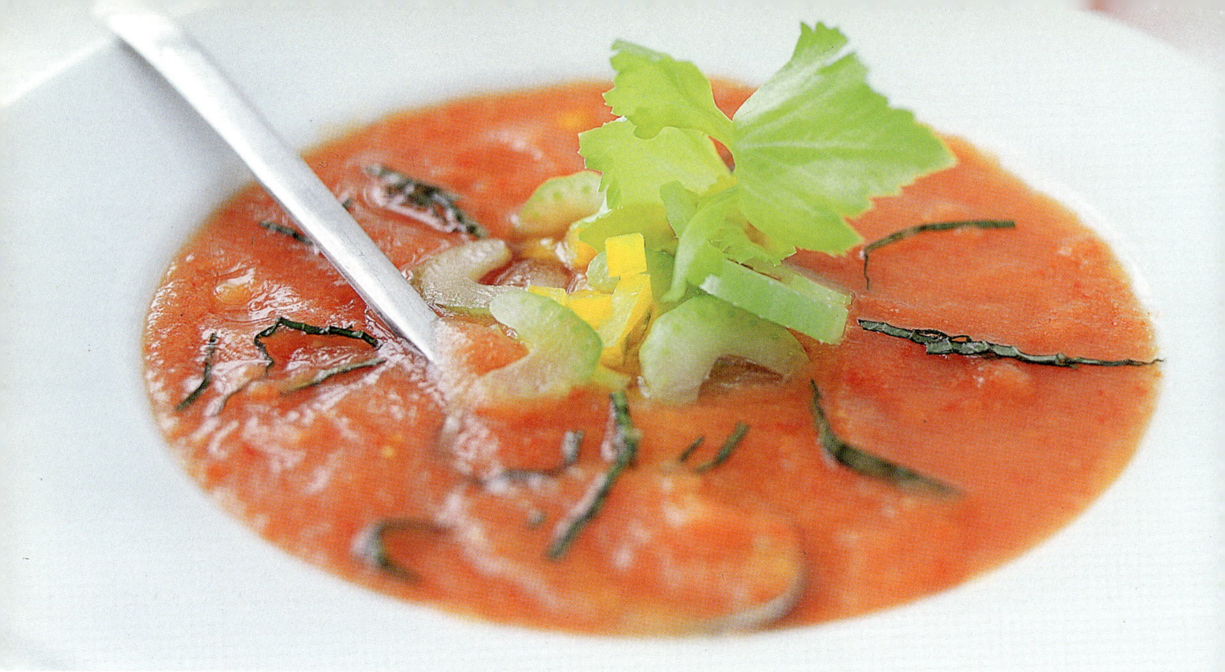

Erfrischend leicht: Aromatisches Gemüse-Gazpacho.

Für 4 Portionen
1 Salatgurke
600 g vollreife Tomaten
1 gelbe Paprikaschote
2 rote Zwiebeln
Salz, frisch gemahlener Pfeffer
1/2 TL fein gehackter Knoblauch
1 EL Rotweinessig
1/2 Chilischote
1 Hand voll Basilikumblätter
4 EL Olivenöl
Außerdem
1 Stange Staudensellerie

677 kJ/160 kcal, 3 g Eiweiß, 13 g Fett, 9 g Kohlenhydrate, 4 g Ballaststoffe, 0 mg Cholesterin

Gemüse-Gazpacho

1 Das Gemüse waschen. Die Gurke schälen. Die Stielansätze der Tomaten entfernen. Die Paprikaschote halbieren, Samen und Trennwände entfernen. Die Zwiebeln abziehen.

2 Das Gemüse klein schneiden, in einem Mixer pürieren und durch ein Sieb streichen. Mit Salz, Pfeffer, Knoblauch und Essig würzen.

3 Die Chilischote waschen, entkernen und fein hacken. Die Basilikumblätter in feine Streifen schneiden. Chili und Basilikum mit dem Olivenöl unter die Suppe rühren.

4 Die Suppe abdecken und 40 Minuten kühl stellen.

5 Inzwischen den Staudensellerie putzen, vorhandene Fäden abziehen und die Stange fein würfeln.

6 Die kalte Suppe mit Sellerie bestreuen und servieren.

Zubereitungszeit: 40 Minuten + 40 Minuten ruhen

Russischer Borschtsch

Für 4 Personen
500 g Tomaten
1 Zwiebel
2 Knoblauchzehen
3 Rote Bete
100 g Knollensellerie
1 Petersilienwurzel
3 Möhren
500 g Weißkohl
1 EL Butter
1 TL Tomatenmark
1 EL roter Weinessig
1 Prise Zucker
2 l Basen-Gemüsebrühe (S. 49)
1 Lorbeerblatt
Salz, frisch gemahlener Pfeffer

Außerdem
3 EL fein gehackte Petersilie
4 EL saure Sahne

669 kJ/159 kcal, 6 g Eiweiß, 8 g Fett, 16 g Kohlenhydrate, 8 g Ballaststoffe, 21 mg Cholesterin

1 Die Tomaten mit heißem Wasser überbrühen, häuten, entkernen, die Stielansätze entfernen und das Fruchtfleisch würfeln. Die Zwiebel und den Knoblauch abziehen und fein hacken. Die Rote-Bete-Knollen, den Sellerie, die Petersilienwurzel und die Möhren waschen, putzen und in feine Streifen (Julienne) schneiden. Den Kohl waschen, vom Strunk befreien und ebenfalls in feine Streifen schneiden.

2 In einer schweren Pfanne die Butter zerlassen und Zwiebeln und Knoblauch darin 6 bis 8 Minuten bei häufigem Rühren anbraten. Rote Bete, Sellerie, Petersilienwurzel, Möhren, Tomaten, Kohl, Tomatenmark, Essig und Zucker zufügen. Das Gemüse unter Rühren 10 Minuten dünsten.

3 Die Gemüsebrühe angießen und bei starker Hitze zum Kochen bringen. Das Lorbeerblatt einlegen, mit Salz und Pfeffer würzen. Den Topf teilweise bedecken, die Hitze verringern und die Suppe 30 Minuten leise kochen lassen.

4 Die Suppe in eine Terrine gießen, mit Petersilie bestreuen und mit saurer Sahne servieren.

Zubereitungszeit: 30 Minuten + 30 Minuten garen

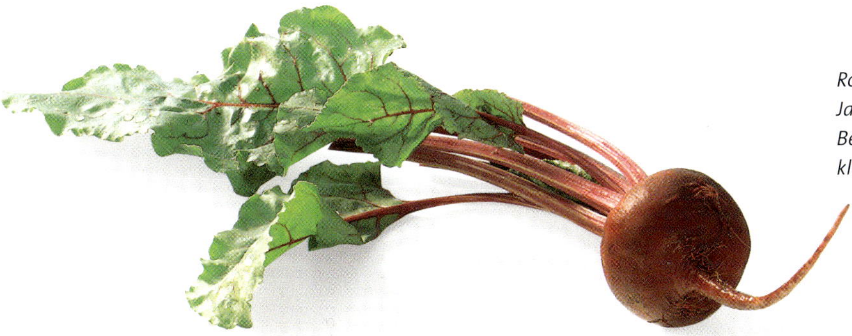

Rote Bete ist das ganze Jahr über erhältlich. Beliebt sind vor allem kleine, saftige Knollen.

Tomatensuppe

Für 4–6 Portionen
100 g Mehrkornbrot
2 große Zwiebeln
3 Knoblauchzehen
2 kg vollreife Tomaten
1 EL Olivenöl
2 l Basen-Gemüsebrühe (S. 49)
2 EL Tomatenmark
1 Prise Zucker
1 Bund Basilikum
2 EL saure Sahne

862 kJ/205 kcal, 8 g Eiweiß, 6 g Fett, 28 g Kohlenhydrate, 7 g Ballaststoffe, 5 mg Cholesterin

1 Den Backofen auf 220 °C (Umluft 200 °C, Gas Stufe 4-5) vorheizen. Das Brot in 1 bis 2 Zentimeter große Würfel schneiden. Auf einem Backblech ausbreiten und 10 Minuten im Backofen rösten, bis es kross ist.

2 Inzwischen die Zwiebeln abziehen und fein würfeln. Die Knoblauchzehen abziehen und fein hacken. Die Tomaten mit heißem Wasser überbrühen, häuten, vierteln, entkernen und die Stielansätze entfernen.

3 Das Öl in einem Topf erhitzen und Zwiebeln und Knoblauch darin dünsten. Sobald die Zwiebeln glasig sind, die Tomatenviertel zugeben und unter gelegentlichem Rühren 10 Minuten leise kochen lassen. Die Brotwürfel zufügen.

4 Die Gemüsebrühe angießen, Tomatenmark und etwas Zucker unterrühren. Die Suppe 15 Minuten bei schwacher Hitze leise kochen lassen.

5 Das Basilikum waschen, die Blätter abzupfen, grob hacken und unterrühren. Die Suppe mit der sauren Sahne verfeinern.

Zubereitungszeit: 40 Minuten

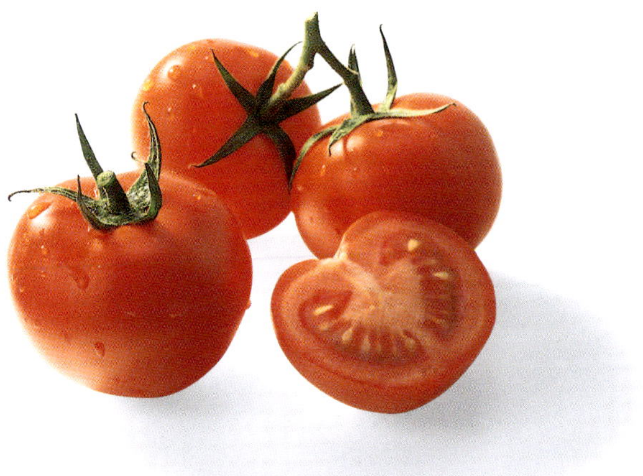

Sonnengereifte Tomaten sind am aromatischsten. Für eine Suppe kann man sowohl Strauch- als auch Fleischtomaten verwenden.

Kürbiscremesuppe

Für 4 Portionen
2 vorwiegend fest kochende Kartoffeln (je 200 g)
600 g Kürbisfleisch
1 EL Butter
3/4 l Basen-Gemüsebrühe (S. 49)
4 EL Milch
Kräutersalz
3 EL fein gehackte Petersilie
2 EL Kürbiskernöl

848 kJ/201 kcal, 5 g Eiweiß, 11 g Fett, 20 g Kohlenhydrate, 3 g Ballaststoffe, 14 mg Cholesterin

1 Die Kartoffeln waschen, schälen und in etwa 2,5 Zentimeter dicke Scheiben schneiden. Das Kürbisfleisch ebenso in dicke Scheiben schneiden. Beides in einer Schüssel mit kaltem Wasser bedecken und etwa 30 Minuten stehen lassen. Abgießen und trockentupfen.

2 In einem großen, schweren Topf die Butter erhitzen und die Kürbis- und Kartoffelscheiben darin bei schwacher Hitze 15 Minuten dünsten, bis sie fast weich sind. Dabei gelegentlich umrühren und darauf achten, dass das Gemüse nicht am Boden festklebt.

3 Die Gemüsebrühe separat erhitzen und heiß über das Gemüse gießen. Das Gemüse zudecken und weich kochen.

4 Den Topfinhalt mit einem Pürierstab mixen. Die Milch einrühren und alles mit Kräutersalz würzen. Die Suppe bei schwacher Hitze weitere 5 Minuten leise kochen lassen. Zum Schluss mit Petersilie und Kürbiskernöl verfeinern.

Zubereitungszeit: 50 Minuten + 30 Minuten ruhen

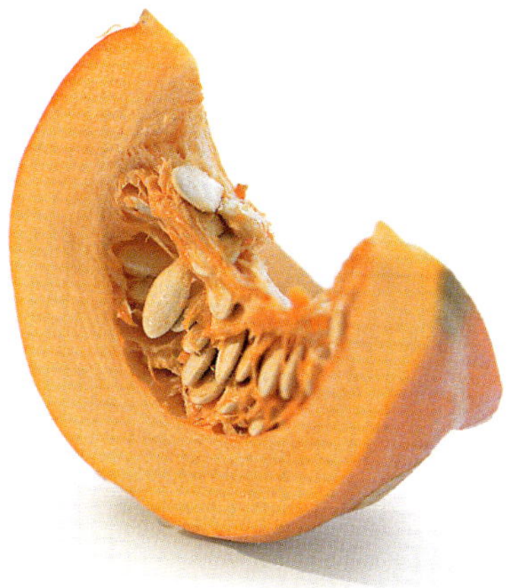

Aus den Samen der Riesen- und Speisekürbisse wird das wertvolle Kürbiskernöl gewonnen. Seine markante Farbe ist auf den hohen Gehalt am grünen Farbstoff Chlorophyll zurückzuführen.

Saucen und Dips

Gemüse muss nicht immer im Ganzen serviert werden. Als Basis von schmackhaften Saucen und Dips profitiert man ebenso vom Basenreichtum dieser wichtigen Lebensmittelgruppe. Kindern kann man Gemüse in pürierter Form anbieten, falls sie stückiges Gemüse nicht mögen. Der Phantasie sind dabei keine Grenzen gesetzt, zumal es farblich sehr abwechslungsreich ist. Selbst zubereitete Saucen und Dips sind ideale Begleiter zu vielen Hauptgerichten oder einfach zu Vollwertbrot oder Salzkartoffeln. Die hier vorgestellten Rezepte schmecken gut mit dem Dinkelbaguette von Seite 87 oder zu Vollkorn-Pitabrot.

Aromatische Kräuter, scharfer Knoblauch und feines Olivenöl sind die Hauptzutaten dieser Salsa verde.

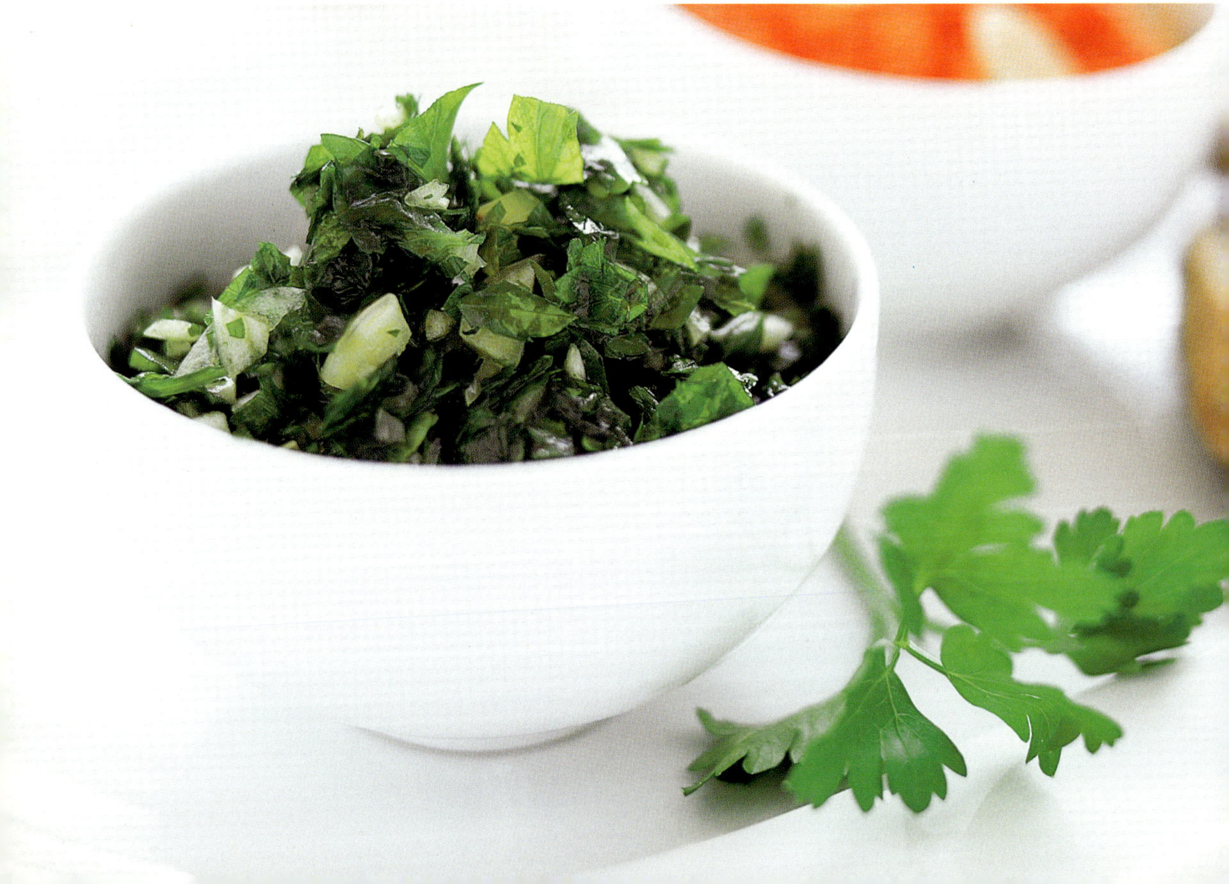

Tomatensalsa

Für 4 Portionen
600 g Tomaten
2 kleine rote Zwiebeln
1 rote Chilischote
1/2 Bund Petersilie
2 TL getrockneter Majoran
2 EL Olivenöl
Saft von 2 Limetten
Salz

384 kJ/91 kcal, 2 g Eiweiß, 7 g Fett, 6 g Kohlenhydrate, 2 g Ballaststoffe, 0 mg Cholesterin

1 Die Tomaten mit heißem Wasser überbrühen, häuten, entkernen, die Stielansätze entfernen und das Fruchtfleisch fein würfeln. Die Zwiebeln abziehen und ebenfalls fein würfeln. Die Chilischote waschen, halbieren, entkernen und sehr fein hacken. Die Petersilie waschen, trockenschwenken, die Blättchen abzupfen und fein hacken.

2 Tomaten, Zwiebeln und Chili mit Petersilie, Majoran, Olivenöl und Limettensaft in einer Schüssel miteinander vermischen. Mit Salz würzen. Mindestens 1 Stunde im Kühlschrank durchziehen lassen.

Zubereitungszeit: 15 Minuten + 60 Minuten marinieren

Guacamole

Für 4 Portionen
2 Avocados
1 EL Limettensaft
2 rote Zwiebeln
1 kleine grüne Chilischote
1 Tomate
1 EL fein gehacktes Koriandergrün
1/4 TL Meersalz
2 EL Alfalfasprossen

741 kJ/176 kcal, 2 g Eiweiß, 18 g Fett, 2 g Kohlenhydrate, 3 g Ballaststoffe, 0 mg Cholesterin

1 Die Avocados längs halbieren, die Hälften mit einer Drehbewegung voneinander lösen und die Kerne entfernen. Das Fruchtfleisch mit einem Löffel auslösen und in einer kleinen Schüssel mit einer Gabel zerdrücken. Sofort mit Limettensaft beträufeln, damit es nicht braun wird.

2 Die Zwiebeln abziehen und fein hacken. Die Chilischote waschen, halbieren, entkernen und fein hacken. Die Tomate mit heißem Wasser überbrühen, häuten, entkernen, den Stielansatz entfernen und das Fruchtfleisch würfeln.

3 Zwiebeln, Chili, Koriandergrün und Salz in einen Mörser geben und zu einer Paste verarbeiten.

4 Die Würzpaste mit der Avocadocreme, den Tomatenwürfeln und den Alfalfasprossen vermischen. Sofort servieren.

Zubereitungszeit: 15 Minuten

Paprika-Mandel-Sauce

Für 4 Portionen

3 Knoblauchzehen
300 g rote Paprikaschoten
50 g gemahlene Mandeln
2 EL Olivenöl
Salz, frisch gemahlener Pfeffer
2 EL fein gehackte Petersilie

651 kJ/155 kcal, 4 g Eiweiß, 13 g Fett, 6 g Kohlenhydrate, 5 g Ballaststoffe, 0 mg Cholesterin

1 Knoblauch und Paprikaschoten bei 140 °C (Umluft 120 °C, Gas Stufe 1) in 40 bis 50 Minuten weich dünsten. Knoblauch abziehen. Paprikaschoten häuten, Samen und Trennwände entfernen und den austretenden Saft auffangen. Knoblauch, Paprikasaft und -fruchtfleisch in einem Mixer fein pürieren.

2 Die Mandeln in einer trockenen Pfanne rösten. Mit dem Öl unter das Gemüse mischen. Mit Salz und Pfeffer würzen. Die Petersilie einrühren. Die Sauce bis zum Verzehr kühl stellen.

Zubereitungszeit: 10 Minuten + 50 Minuten backen

Auberginendip

Für 4 Portionen

1 große Aubergine (500 g)
2 EL fein gehackter Knoblauch
4 EL Olivenöl
2 EL fein gehackte Petersilie

540 kJ/128 kcal, 2 g Eiweiß, 12 g Fett, 4 g Kohlenhydrate, 3 g Ballaststoffe, 0 mg Cholesterin

1 Backofen auf 200 °C (Umluft 180 °C, Gas Stufe 3–4) vorheizen. Die Aubergine waschen, abtrocknen, mit einer Gabel einige Male einstechen, auf ein Backblech setzen und etwa 1 Stunde backen, bis sie weich ist. Längs aufschneiden. Das Fruchtfleisch herauslösen und durch ein Sieb drücken.

2 Das Auberginenmus mit Knoblauch, Olivenöl und Petersilie vermengen. Im Kühlschrank 60 Minuten durchziehen lassen.

Zubereitungszeit: 10 Minuten + 60 Minuten backen + 60 Minuten ruhen

Salsa verde

Für 4 Portionen

3 Bund Petersilie
1 Bund Basilikum
1 Knoblauchzehe
Salz
6 EL Olivenöl
1–2 EL Zitronensaft

785 kJ/186 kcal, 2 g Eiweiß, 18 g Fett, 5 g Kohlenhydrate, 2 g Ballaststoffe, 0 mg Cholesterin

1 Die Kräuter waschen, trockentupfen, die Blätter abzupfen und fein hacken. Die Knoblauchzehe abziehen und fein hacken.

2 Alle Zutaten miteinander verrühren.

Zubereitungszeit: 15 Minuten

Apfel-Meerrettich-Sauce

Für 4 Portionen
4 säuerliche Äpfel
Saft von 1 Zitrone
2 EL frisch geriebener Meerrettich
Salz

316 kJ/76 kcal, 1 g Eiweiß, 1 g Fett, 16 g Kohlenhydrate, 3 g Ballaststoffe, 0 mg Cholesterin

1 Die Äpfel schälen, entkernen, klein schneiden und mit Zitronensaft beträufeln. Mit Wasser knapp bedecken und in wenigen Minuten weich kochen.

2 Überschüssiges Wasser abgießen. Die Apfelstücke mit einem Pürierstab zerkleinern. Die Sauce abkühlen lassen.

3 Meerrettich unter die Sauce unterrühren und salzen.

Zubereitungszeit: 15 Minuten

Rote-Bete-Dip

Für 4 Portionen
500 g junge Rote Bete
1 EL fein gehackter Knoblauch
200 g fettarmer Joghurt
1 TL gemahlener Kreuzkümmel
2 TL Zitronensaft

276 kJ/66 kcal, 4 g Eiweiß, 0 g Fett, 11 g Kohlenhydrate, 3 g Ballaststoffe, 1 mg Cholesterin

1 Rote Bete in kochendes Wasser geben und offen in 45 Minuten weich kochen. Abgießen und leicht abkühlen lassen. Schälen und grob hacken (Küchenhandschuhe tragen!).

2 Rote Bete mit den restlichen Zutaten in einer Küchenmaschine zu einer cremigen Paste verarbeiten.

Zubereitungszeit: 10 Minuten + 45 Minuten garen

Hummus

Für 4 Portionen
200 g Kichererbsen
1 kleine rote Chilischote
Salz
3 Knoblauchzehen
2 EL Sesampaste (Tahini)
Saft von 1 Zitrone
3 EL Olivenöl
frisch gemahlener Pfeffer

1440 kJ/342 kcal, 12 g Eiweiß, 20 g Fett, 30 g Kohlenhydrate, 7 g Ballaststoffe, 1 mg Cholesterin

1 Kichererbsen mit 1 Liter Wasser bedecken und über Nacht einweichen. Abgießen und das Einweichwasser auffangen.

2 Chilischote waschen, halbieren, entkernen und fein hacken. Kichererbsen und Chili mit dem Einweichwasser erneut aufsetzen, mit frischem Wasser auf etwa 1 1/2 Liter Flüssigkeit auffüllen und leicht salzen. Die Kichererbsen etwa 60 Minuten kochen, bis sie weich sind. Abgießen, Kochwasser auffangen.

3 Knoblauch abziehen und fein hacken. Mit Kichererbsen, Sesampaste, Zitronensaft, Öl und etwas Kochwasser in einem Mixer pürieren, salzen und pfeffern.

Zubereitungszeit: 15 Minuten + 60 Minuten garen + über Nacht quellen

Hauptgerichte

Wann immer Sie zu Hause essen, nutzen Sie die Gelegenheit, basenreich zu kochen. Kartoffeln, Gemüse, Tofu sowie die getreideähnlichen Körner von Amaranth, Quinoa und Buchweizen können und sollten Sie häufig zubereiten. Wenn Sie ein- oder zweimal in der Woche Fleisch essen möchten, greifen Sie zu fettarmem Hähnchen- oder Truthahnfleisch. Verschmähen Sie dagegen Schweinefleisch, denn dieses wirkt stark säurebildend und ist deshalb nicht zu empfehlen, wenn man seinen Körper entsäuern möchte. Ab und zu kann auch Fisch den wöchentlichen Speiseplan bereichern.

Mit den Hähnchen auf Selleriegemüse und Birnen fällt es leicht, sich basenreich zu ernähren.

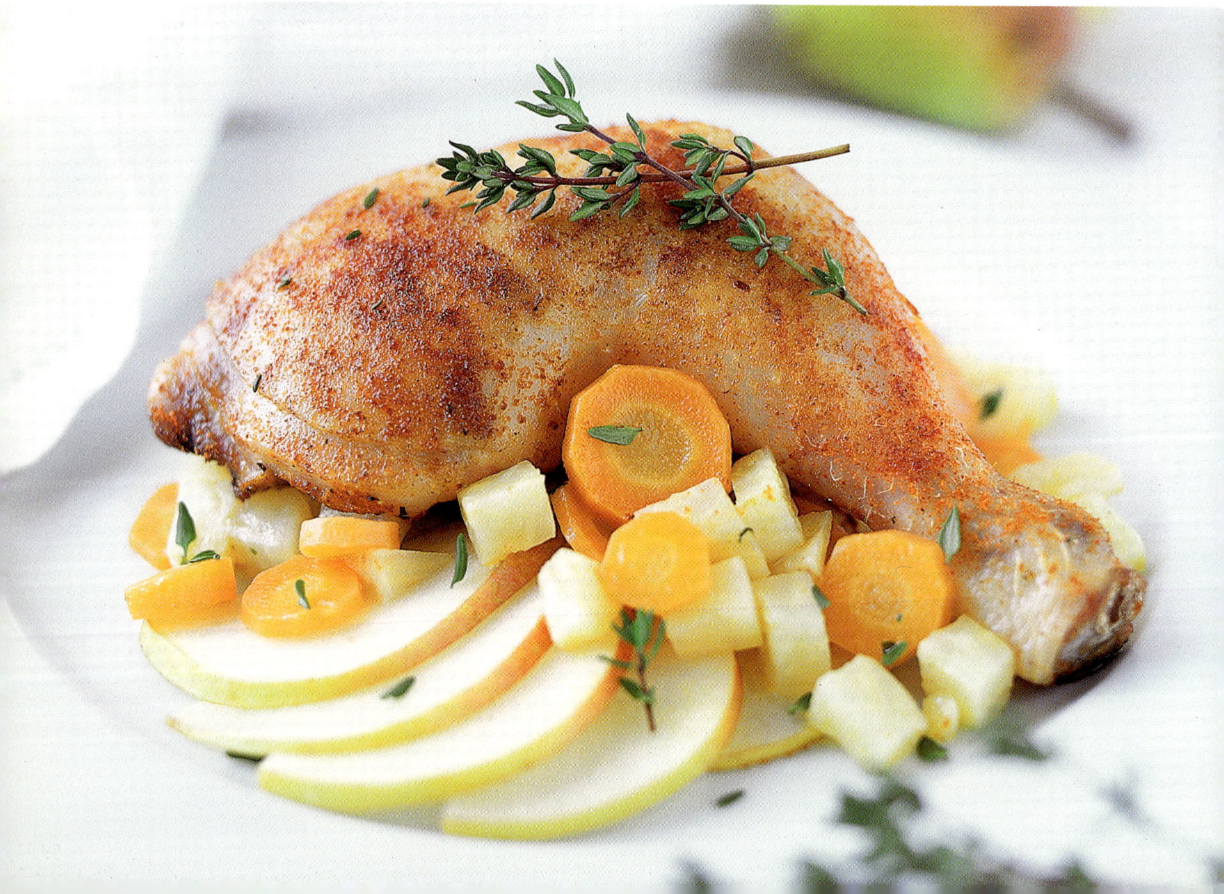

Ratatouille

Für 4 Portionen
3 junge Zucchini
1 Aubergine
600 g Tomaten
1 Gemüsezwiebel
1 gelbe Paprikaschote
1 rote Paprikaschote
3 Knoblauchzehen
7 EL Olivenöl
Kräutersalz
1 Kräutersträußchen (1 Lorbeerblatt, 2 Thymianzweige, 3 Petersiliestängel, 1 Stange Staudensellerie, gestückelt)
frisch gemahlener Pfeffer

667 kJ/158 kcal, 5 g Eiweiß, 10 g Fett, 12 g Kohlenhydrate, 8 g Ballaststoffe, 1 mg Cholesterin

1 Die Zucchini waschen, putzen und in Scheiben schneiden. Die Aubergine waschen und ebenfalls in Scheiben schneiden. Die Tomaten mit heißem Wasser überbrühen, häuten, entkernen, die Stielansätze entfernen und das Fruchtfleisch würfeln. Die Zwiebel abziehen und in feine Ringe schneiden. Die Paprikaschoten halbieren, Samen und Trennwände entfernen und das Fruchtfleisch in feine Streifen schneiden. Den Knoblauch abziehen und durch eine Knoblauchpresse drücken.

2 In einem großen, schweren Topf 2 Esslöffel Olivenöl erhitzen und darin die Zwiebelringe mit einer Prise Kräutersalz bei mittlerer Hitze anschwitzen. Paprikastreifen und Knoblauch zugeben und bei schwacher Hitze 5 Minuten mitschmoren lassen. Mit Salz würzen. Die Tomatenwürfel und das Kräutersträußchen zufügen und alles bei schwacher Hitze garen, bis die Paprikastreifen zart sind, aber noch Biss haben.

3 Inzwischen in einer zweiten Pfanne 3 Esslöffel Olivenöl erhitzen und die Zucchinischeiben darin bei mittlerer Hitze andünsten, bis sie goldbraun sind. Aus der Pfanne nehmen und auf Küchenpapier abtropfen lassen. Die Auberginenscheiben im restlichen Olivenöl rundum anbraten. Herausnehmen und ebenfalls auf Küchenpapier abtropfen lassen.

4 Zucchini und Auberginen zum restlichen Gemüse geben, salzen und pfeffern. Zudecken und etwa 40 Minuten leise kochen lassen.

5 Das Kräutersträußchen vor dem Servieren entfernen.

Zubereitungszeit: 40 Minuten + 40 Minuten garen

Folienkartoffeln mit Sprossenquark

Für 4 Portionen
10 große, mehlig kochende Kartoffeln
Alufolie
etwas Öl zum Bestreichen

Sprossen-Kräuter-Quark
2 EL Alfalfasprossen
2 EL Hirsesprossen
1/2 Bund Schnittlauch
1/2 Bund Petersilie
5 Kerbelzweige
3 Estragonzweige
2 Schalotten
2 Knoblauchzehen
250 g Magerquark
100 ml Milch
1 EL Zitronensaft
1 1/2 EL Olivenöl
Salz, frisch gemahlener Pfeffer

1180 kJ/280 kcal, 16 g Eiweiß, 7 g Fett, 38 g Kohlenhydrate, 6 g Ballaststoffe, 4 mg Cholesterin

1 Den Backofen auf 200 °C (Umluft 180 °C, Gas Stufe 3–4) vorheizen. Die Kartoffeln unter fließendem Wasser gut abbürsten und abtrocknen. 10 Stück Alufolie zurechtschneiden, auf einer Seite mit Öl bepinseln und die Kartoffeln einzeln darin einpacken.

2 Die eingewickelten Kartoffeln auf ein Backblech legen und im Backofen etwa 40 Minuten backen.

3 Inzwischen für den Quark die Sprossen abbrausen und gut abtropfen lassen. Die Kräuter abbrausen, trockenschwenken und getrennt voneinander fein hacken. Die Schalotten abziehen und fein hacken. Die Knoblauchzehen abziehen und durch eine Knoblauchpresse drücken.

4 Quark und Milch in einer Schüssel miteinander verrühren. Den Zitronensaft unterrühren. Das Olivenöl zugeben und den Quark glatt rühren. Mit Salz und Pfeffer würzen.

5 Sprossen, Schalotten, Knoblauch und die fein gehackten Kräuter unter den Quark ziehen.

6 Die Folie von den Kartoffeln entfernen. Die Kartoffelschalen mit einem spitzen Messer einritzen und die Kartoffelhälften leicht öffnen. Mit dem Quark servieren.

Zubereitungszeit: 20 Minuten + 40 Minuten backen

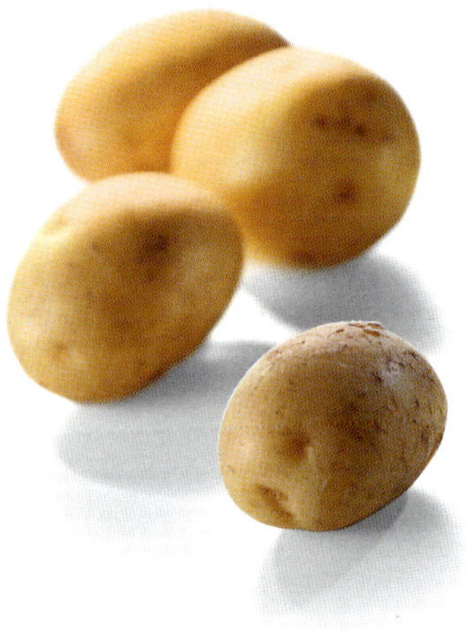

Für die Folienkartoffeln muss die Schale sorgfältig abgewaschen werden, am besten mit einer kleinen Küchenbürste.

Kartoffelküchlein mit Tofucreme

1 Die Kartoffeln waschen, schälen und fein raspeln. Saure Sahne untermischen, damit sich die Kartoffelraspel nicht verfärben. Die Raspel auf ein Küchentuch geben, das Tuch zu einer Rolle zusammendrehen und die Enden gegeneinander drehen. Die Raspel gründlich auspressen.

2 Die Schalotten abziehen und fein würfeln. Mit der Petersilie und den Kartoffelraspeln vermischen. Die Masse mit Salz, Pfeffer und Muskatnuss würzen. Das Ei unterrühren.

3 Den Backofen auf 100 °C (Umluft 80 °C, Gas Stufe 1) vorheizen. Etwas Öl in einer Pfanne erhitzen. Bei mittlerer Hitze kleine Puffer aus je 1 Esslöffel Masse von beiden Seiten etwa 10 Minuten goldbraun braten. Im Backofen warm halten, bis alle Küchlein gebraten sind.

4 Für die Creme den Tofu gut abtropfen lassen. Die Chilischoten waschen, halbieren, entkernen und fein hacken. Den Tofu mit den Chilistücken und den restlichen Zutaten in einer Küchenmaschine zu einer Creme verarbeiten.

5 Die heißen Küchlein mit Koriander-Tofu-Creme servieren.

Zubereitungszeit: 50 Minuten

Für 4 Portionen
1,5 kg mehlig kochende Kartoffeln
2 EL saure Sahne
2 Schalotten
2 EL fein gehackte Petersilie
Salz, frisch gemahlener Pfeffer
frisch geriebene Muskatnuss
1 Ei
Sonnenblumenöl zum Ausbacken

Tofucreme
300 g frischer Tofu
2 rote Chilischoten
350 g Tiefkühlerbsen (aufgetaut)
3 EL fein gehacktes Koriandergrün
1 EL Limettensaft
1 TL gemahlener Kreuzkümmel
Salz

1910 kJ/454 kcal, 25 g Eiweiß, 13 g Fett, 57 g Kohlenhydrate, 13 g Ballaststoffe, 64 mg Cholesterin

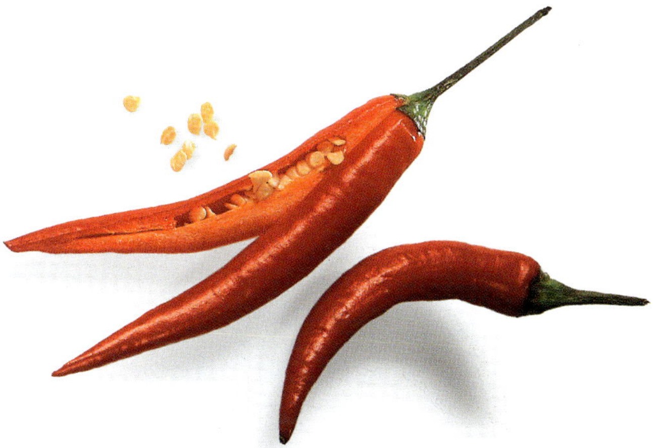

Die Schärfe der Chilischoten befindet sich vor allem in den Samen und den Trennwänden.

Rohkostteller mit Joghurtdip

Für 4 Portionen
1 kleiner Blumenkohl
Salz
200 g Zuckerschoten
200 g Möhren
1 Kohlrabi
100 g Champignons
1 rote Paprikaschote
Joghurtdip
1/2 Salatgurke
3 Tomaten
2 Knoblauchzehen
2 EL fein gehackte Petersilie
250 g fettarmer Joghurt
frisch gemahlener Pfeffer

462 kJ/110 kcal, 9 g Eiweiß, 1 g Fett, 15 g Kohlenhydrate, 9 g Ballaststoffe, 1 mg Cholesterin

1 Das Gemüse waschen. Blumenkohl in Röschen schneiden. Salzwasser aufkochen und Blumenkohl und Zuckerschoten darin 2 Minuten blanchieren. Möhren und Kohlrabi schälen und in knapp fingerdicke Stifte schneiden. Champignons putzen und vierteln. Paprika putzen und in feine Streifen schneiden.

2 Für den Dip die Gurke schälen, entkernen und fein würfeln. Tomaten überbrühen, häuten, entkernen und fein würfeln. Knoblauch abziehen und durch eine Knoblauchpresse drücken. Knoblauch, Petersilie, Gurken- und Tomatenwürfel mit dem Joghurt vermengen, salzen und pfeffern.

3 Gemüse auf einen Teller geben und mit dem Dip servieren.

Zubereitungszeit: 40 Minuten

Couscoussalat mit Brokkoli und Tomaten

Für 4 Portionen
200 g Couscous
1/8 l Basen-Gemüsebrühe (S. 49)
Salz, frisch gemahlener Pfeffer
2 EL Olivenöl
2 EL Sonnenblumenkerne
300 g Brokkoliröschen
5 Tomaten
5 EL fein gehackte Kräuter (Minze, Petersilie, Schnittlauch, Estragon)

987 kJ/234 kcal, 6 g Eiweiß, 14 g Fett, 21 g Kohlenhydrate, 5 g Ballaststoffe, 7 mg Cholesterin

1 Couscous in ein großes, feines Sieb geben, in eine Schüssel mit kaltem Wasser hängen und 10 Minuten quellen lassen. In einen großen Topf so viel Wasser füllen, dass man das Sieb in den Topf hängen kann, ohne dass es das Wasser berührt. Das Wasser bei starker Hitze aufkochen, den Couscous im Sieb darüber hängen und zugedeckt weitere 10 Minuten dämpfen.

2 Den gegarten Couscous in einer Schüssel mit der Brühe aufgießen. Salzen und pfeffern. Das Öl erhitzen und die Sonnenblumenkerne darin rösten. Mit dem Couscous mischen.

3 Die Brokkoliröschen blanchieren und gut abtropfen lassen.

4 Die Tomaten überbrühen, häuten, vierteln und entkernen. Mit Brokkoli und Kräutern unter den Couscous mischen.

Zubereitungszeit: 25 Minuten + 10 Minuten quellen

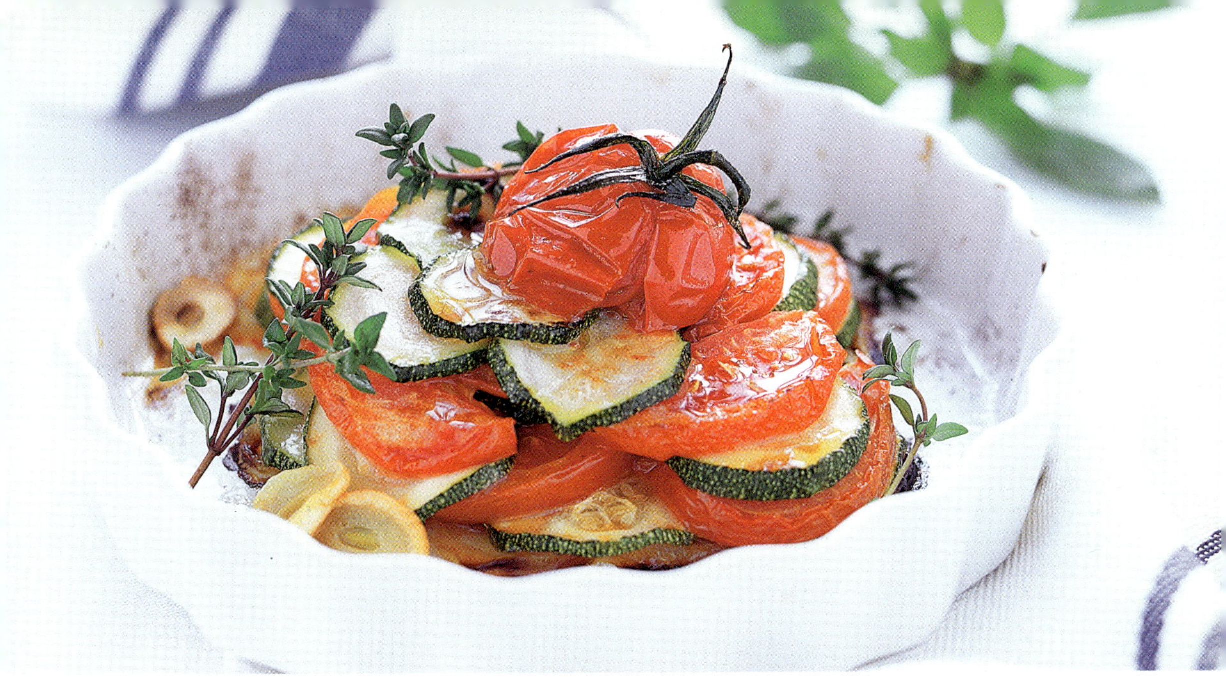

Mediterran-aromatisch: Das Zucchinigratin mit Tomaten und Zwiebeln schmeckt unwiderstehlich gut.

Zucchinigratin mit Tomaten und Zwiebeln

1 Den Backofen auf 200 °C (Umluft 180 °C, Gas Stufe 3–4) vorheizen. Eine feuerfeste Form mit Öl auspinseln.

2 Die Zwiebeln abziehen und in feine Ringe schneiden. Die Zucchini und die Tomaten waschen, putzen und beides in 1 Zentimeter dicke Scheiben schneiden.

3 In einer Pfanne 2 Esslöffel Öl erhitzen und die Zwiebeln darin bei schwacher Hitze glasig dünsten. In die Form füllen.

4 Abwechselnd je eine Schicht Zucchini und eine Schicht Tomaten auf die Zwiebeln legen. Knoblauch abziehen, in einem Mörser mit Salz und Pfeffer zerreiben und das restliche Öl unterrühren. Das Gemüse damit einpinseln.

5 Die Form in den Backofen stellen und das Gratin in 50 bis 60 Minuten garen, bis es leicht gebräunt ist.

Zubereitungszeit: 20 Minuten + 60 Minuten backen

Für 4 Portionen

500 g Zwiebeln
4 Zucchini
750 g Tomaten
4 EL Olivenöl
2 Knoblauchzehen
Salz, frisch gemahlener Pfeffer

Außerdem

Öl für die Form

804 kJ/191 kcal, 5 g Eiweiß, 13 g Fett, 13 g Kohlenhydrate, 5 g Ballaststoffe, 0 mg Cholesterin

Tofu-Gemüsepfanne

Für 4 Portionen
250 g Tofu
10 g Ingwer
2 Knoblauchzehen
3 Frühlingszwiebeln
1 rote Chilischote
2 Möhren
150 g Bohnensprossen
100 g Zuckerschoten
100 g Blumenkohlröschen
1 rote Paprikaschote
3 EL Erdnussöl
1/8 l Basen-Gemüsebrühe (S. 49)
1 EL gehacktes Koriandergrün
2 EL Sonnenblumenkerne

1080 kJ/257 kcal, 15 g Eiweiß, 18 g Fett, 10 g Kohlenhydrate, 6 g Ballaststoffe, 2 mg Cholesterin

1 Den Tofu in 2 Zentimeter große Würfel schneiden. Ingwer schälen und fein schneiden. Knoblauch abziehen und fein hacken. Frühlingszwiebeln putzen und in feine Ringe schneiden. Chilischote waschen, halbieren, entkernen und fein hacken. Möhren schälen und fein stifteln. Bohnensprossen abbrausen und verlesen. Zuckerschoten putzen und ganz lassen. Blumenkohlröschen waschen und abtropfen lassen. Paprikaschote waschen, halbieren, Samen und Trennwände entfernen und das Fruchtfleisch in Rauten schneiden.

2 Öl in einem Wok erhitzen und die Tofuwürfel darin braten. Herausnehmen und auf Küchenpapier abtropfen lassen.

3 Ingwer, Knoblauch, Frühlingszwiebeln und Chili unter ständigem Rühren im Wok dünsten. Möhren und Blumenkohl zufügen und weitere 5 Minuten braten. Zuckerschoten und Paprika zugeben und 2 Minuten braten. Gemüsebrühe angießen und alles 5 Minuten bei schwacher Hitze kochen lassen. Bohnensprossen und Tofuwürfel zugeben.

4 Mit Koriandergrün und Sonnenblumenkernen bestreuen und servieren.

Zubereitungszeit: 60 Minuten

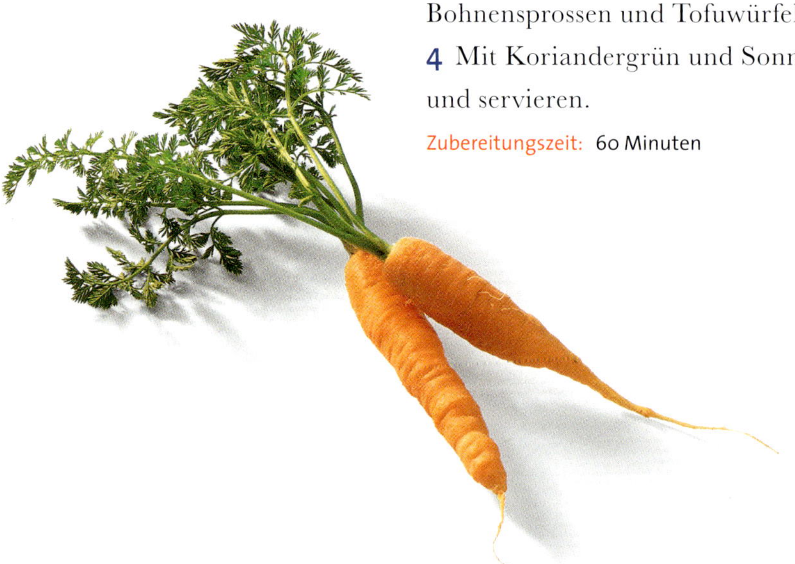

Kommen Möhren mit ihrem Blattgrün in den Handel, spricht man von Bundmöhren. Es sind frühe Sorten, die im Frühling und Sommer jung geerntet werden.

Falafel mit Taboulé und Joghurtsauce

1 Die Bohnen über Nacht in leicht gesalzenem Wasser einweichen. Am nächsten Tag das Einweichwasser abgießen. Die Bohnen mit frischem kaltem Wasser aufsetzen, aufkochen, die Hitze reduzieren und 10 Minuten leise kochen lassen. Erneut abgießen. Die Kichererbsen aus der Dose abtropfen lassen.

2 In einer Küchenmaschine die gekochten Bohnen, Kichererbsen, Knoblauch, Frühlingszwiebeln, Kreuzkümmel, Koriander, Petersilie und Minze zu einer Paste verarbeiten. Aus der Paste kleine Bällchen rollen und diese mit Polenta bestäuben.

3 Den Backofen auf 220 °C (Umluft 200 °C, Gas Stufe 4-5) vorheizen und ein Backblech einfetten. Die Bällchen flach drücken, mit etwas Öl bepinseln, auf das Backblech setzen und etwa 30 Minuten backen.

4 Für das Taboulé den Bulgur in einer kleinen Schüssel mit kochendem Wasser bedecken und 10 Minuten quellen lassen. Überstehendes Wasser abgießen und den Bulgur mit den restlichen Zutaten vermengen.

5 Die Pitabrote mit je 2 Salatblättern, Falafel, Taboulé und Joghurtsauce füllen.

Zubereitungszeit: 25 Minuten + 30 Minuten backen + 12 Stunden einweichen

Für 4 Portionen
200 g Borlotti-Bohnen
Salz
1 Dose Kichererbsen (425 g Abtropfgewicht)
3 EL fein gehackter Knoblauch
4 EL fein gehackte Frühlingszwiebeln
1 TL Kreuzkümmel
1/2 TL gemahlener Koriander
3 EL fein gehackte Petersilie
2 EL fein gehackte Minze
2 EL Polenta (Maisgrieß)
2 EL Olivenöl

Taboulé
2 EL Bulgur (geschroteter und vorgekochter Hartweizen)
2 EL fein gehackte Petersilie
2 EL fein gehackte Zwiebeln
2 fein gehackte Tomaten
1 EL Zitronensaft
1 EL Olivenöl

Außerdem
4 Vollkorn-Pitabrote (aus dem Reformhaus)
8 Salatblätter
Joghurtdip (S. 62)

2590 kJ/615 kcal, 34 g Eiweiß, 22 g Fett, 68 g Kohlenhydrate, 16 g Ballaststoffe, 1 mg Cholesterin

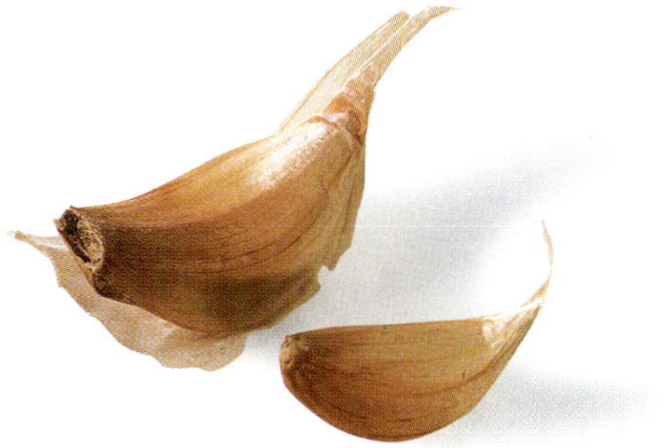

Knoblauch hat einen leichten Basenüberschuss und kann innerhalb einer basenreichen Ernährung häufig verzehrt werden.

Buchweizenpfannkuchen mit Gemüse

Für 4 Portionen
125 g Buchweizenmehl
1 Ei
1 Prise Salz
1/4 l Milch

Kartoffel-Paprika-Gemüse
800 g vorwiegend fest kochende Kartoffeln
Salz
1 Schalotte
2 rote Paprikaschoten
1 EL Olivenöl
1/4 l Basen-Gemüsebrühe (S. 49)
2 EL Crème fraîche
frisch gemahlener Pfeffer
abgeriebene Schale von 1 Zitrone
2 EL fein gehackte Petersilie

Außerdem
Sonnenblumenöl zum Ausbacken

1590 kJ/378 kcal, 10 g Eiweiß, 12 g Fett, 55 g Kohlenhydrate, 7 g Ballaststoffe, 82 mg Cholesterin

1 Das Buchweizenmehl mit dem Ei verrühren und eine Prise Salz zufügen. Unter Rühren die Milch angießen und nach Bedarf noch wenig Wasser zufügen, bis ein glatter Teig entsteht. 30 Minuten quellen lassen.

2 Inzwischen die Kartoffeln schälen, würfeln und in leicht gesalzenem Wasser gar kochen.

3 Die Schalotte abziehen und fein würfeln. Die Paprikaschoten halbieren, Samen und Trennwände entfernen und das Fruchtfleisch fein würfeln. 2 Esslöffel Paprikawürfel beiseite stellen.

4 In einem Topf Olivenöl erhitzen und die Schalotten- und Paprikawürfel darin anschwitzen. Die Gemüsebrühe angießen und bei schwacher Hitze leise kochen lassen, bis die Paprika weich ist. Die Crème fraîche unterrühren.

5 Den Topfinhalt in einem Mixer pürieren und zurück in den Topf geben. Mit Salz, Pfeffer und Zitronenschale würzen. Kartoffel- und beiseite gestellte Paprikawürfel zugeben und etwa 5 Minuten leise kochen lassen. Petersilie unterrühren.

6 Jeweils wenig Öl in einer Pfanne erhitzen und den Buchweizenteig portionsweise zu Pfannkuchen ausbacken.

7 Die Pfannkuchen mit dem Paprika-Kartoffel-Gemüse füllen und servieren.

Zubereitungszeit: 50 Minuten + 30 Minuten quellen

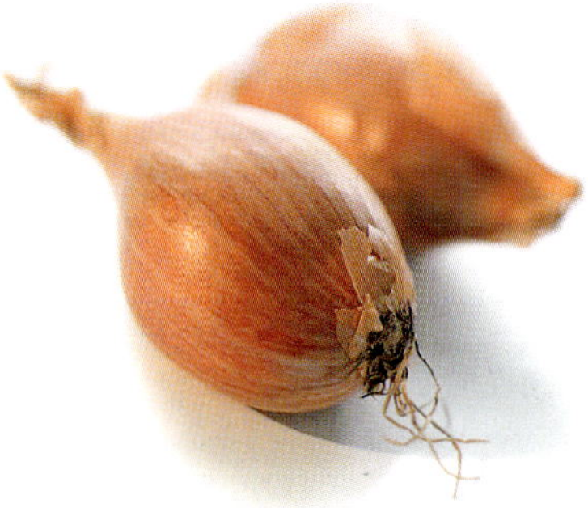

Schalotten und Zwiebeln wirken ebenfalls leicht basisch und unterstützen eine basenreiche Ernährung.

Spaghetti mit Zucchini und Tomaten

Für 4 Portionen

- 3 junge Zucchini
- 1 Schalotte
- 4 Tomaten
- 3 EL Olivenöl
- 150 g frische Erbsen
- 1/4 TL Oreganoblättchen
- Salz, frisch gemahlener Pfeffer
- 500 g Spaghetti (aus Buchweizen, Amaranth oder Dinkel)
- 3 EL frisch geriebener Parmesan
- 2 EL fein geschnittenes Basilikum

2520 kJ/599 kcal, 21 g Eiweiß, 16 g Fett, 93 g Kohlenhydrate, 10 g Ballaststoffe, 124 mg Cholesterin

1 Die Zucchini waschen, putzen und in feine Streifen schneiden. Die Schalotte abziehen und fein würfeln. Die Tomaten mit heißem Wasser überbrühen, häuten, entkernen, die Stielansätze entfernen und das Fruchtfleisch fein würfeln.

2 Das Olivenöl in einer Pfanne erhitzen und die Schalottenwürfel und die Zucchinistreifen darin bei mittlerer Hitze andünsten. Die Tomatenwürfel und die Erbsen unterrühren. Die Oreganoblättchen hacken und darüber streuen, salzen und pfeffern. Das Gemüse bei schwacher Hitze 10 Minuten dünsten, bis es gar ist, aber noch Biss hat.

3 Die Spaghetti in Salzwasser nach Packungsanweisung bissfest kochen. Abgießen, abtropfen lassen und zum Gemüse geben. Bei schwacher Hitze alles 1 bis 2 Minuten miteinander vermengen.

4 Das Gericht von der Kochstelle nehmen, mit Parmesan vermischen und mit Basilikum bestreuen.

Zubereitungszeit: 40 Minuten

Spaghetti mit rohen Tomaten

Für 4 Portionen

- 500 g Kirschtomaten
- 1 Knoblauchzehe
- 3 EL fein gehackte Basilikumblätter
- 2 EL Olivenöl
- Salz, frisch gemahlener Pfeffer
- 500 g Spaghetti (aus Buchweizen, Amaranth oder Dinkel)
- 1/4 TL Oreganoblättchen
- 1 EL fein gehackte Petersilie

2170 kJ/515 kcal, 17 g Eiweiß, 10 g Fett, 89 g Kohlenhydrate, 8 g Ballaststoffe, 118 mg Cholesterin

1 Die Tomaten halbieren. Die Knoblauchzehe abziehen, fein hacken, in einer Schüssel mit Basilikum und Olivenöl gut vermischen, salzen und pfeffern.

2 Die Spaghetti in sprudelnd kochendem Salzwasser bissfest kochen und abtropfen lassen. Mit den Tomaten vermischen.

3 Die Oreganoblättchen fein hacken und zusammen mit der Petersilie über die Spaghetti streuen. Sofort servieren.

Zubereitungszeit: 25 Minuten

Für 4 Portionen
4 Hähnchenkeulen
Salz, frisch gemahlener Pfeffer
1 Prise Cayennepfeffer
3 Knoblauchzehen
1 EL Zitronensaft
3 EL Olivenöl
2 Thymianzweige
Selleriegemüse
2 Zwiebeln
2 Möhren
150 g Knollensellerie
1 EL Butter
1/8 l Basen-Gemüsebrühe (S. 49)
Salz, frisch gemahlener Pfeffer
Außerdem
2 Birnen

1860 kJ/442 kcal, 29 g Eiweiß, 32 g Fett, 11 g Kohlenhydrate, 5 g Ballaststoffe, 126 mg Cholesterin

Hähnchen mit Selleriegemüse und Birnen

1 Die Hähnchenkeulen von allen Seiten mit Salz, Pfeffer und Cayennepfeffer einreiben. Für die Marinade die Knoblauchzehen abziehen, durch eine Knoblauchpresse drücken und in einer flachen Form mit dem Zitronensaft und 2 Esslöffel Olivenöl verrühren. Die Thymianzweige einlegen. Die Hähnchenkeulen in der Marinade wenden, zudecken und im Kühlschrank 8 Stunden durchziehen lassen.

2 Den Backofen auf 200 °C (Umluft 180 °C, Gas Stufe 3–4) vorheizen. Das restliche Öl in einer feuerfesten Pfanne erhitzen, die Keulen aus der Marinade nehmen und im Öl von allen Seiten anbraten. Zum Fertiggaren für etwa 25 Minuten in den Backofen stellen.

3 Für das Selleriegemüse die Zwiebeln abziehen und in Würfel schneiden. Möhren und Knollensellerie putzen und ebenfalls in Würfel schneiden.

4 Butter erhitzen und die Gemüsewürfel darin glasig dünsten. Die Brühe angießen und alles mit Salz und Pfeffer würzen. Das Ganze etwa 10 bis 15 Minuten zugedeckt garen lassen.

5 Die Birnen waschen und in hauchdünne Scheiben hobeln. Diese auf 4 Tellern verteilen und darauf das Selleriegemüse geben. Die Hähnchenkeulen auf dem Gemüse anrichten.

Zubereitungszeit: 25 Minuten + 25 Minuten garen + 8 Stunden marinieren

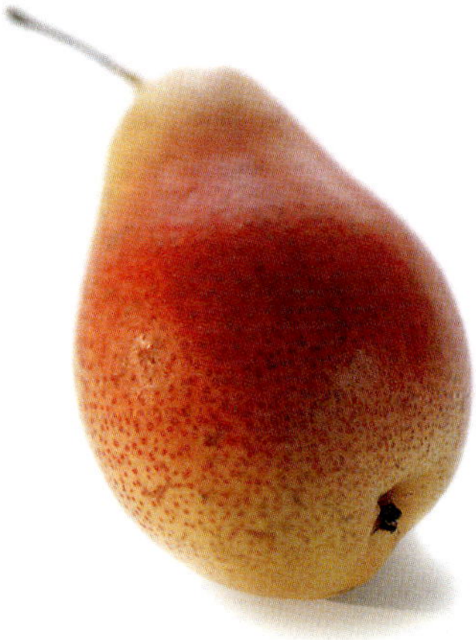

Birnen schmecken nicht nur als Frischobst gut, sondern harmonieren auch bestens mit herzhaften Gerichten.

Kastaniennocken

Für 4 Portionen

500 g mehlig kochende Kartoffeln
Salz
100 g gekochte, passierte Kastanien
100 g Mehl
2 Eigelbe
1–2 EL Butter
1 EL Mandelblättchen
3 EL fein gehackte Petersilie
50 g geriebener Parmesan

1600 kJ/380 kcal, 12 g Eiweiß, 18 g Fett, 42 g Kohlenhydrate, 6 g Ballaststoffe, 173 mg Cholesterin

1 Die Kartoffeln waschen, schälen, in Salzwasser weich kochen und noch heiß durch eine Kartoffelpresse in eine Schüssel drücken. Die Masse etwas abkühlen lassen.

2 Das Kastanienpüree, das Mehl und die beiden Eigelbe unter die Kartoffelmasse mischen und alles so lange kneten, bis ein glatter Teig entstanden ist.

3 In einem Topf Salzwasser aufkochen. Mit 2 nassen Esslöffeln kleine Portionen von der Masse abstechen und zu kleinen, länglichen Klößchen formen. In das sprudelnde Wasser setzen und bei schwacher Hitze 8 bis 10 Minuten garen.

4 Sobald die Nocken an die Oberfläche steigen, mit einer Schaumkelle aus dem Wasser herausheben und gut abtropfen lassen. Die Butter in einer Pfanne zerlassen und die Nocken darin kurz schwenken.

5 Die Mandelblättchen in einer Pfanne ohne Fettzugabe rösten. Die Kastaniennocken mit Petersilie, Parmesan und den Mandelblättchen bestreuen und sofort servieren.

Zubereitungszeit: 40 Minuten

Tipp Um 100 Gramm Kastanienpüree selbst herzustellen, benötigen Sie 150 Gramm Kastanien. Dazu die Schale der Kastanien an der gewölbten Seite mit einem scharfen Küchenmesser kreuzweise einschneiden. Auf ein Backblech geben und im vorgeheizten Backofen 8 Minuten bei 220 °C (Umluft 200 °C, Gas Stufe 4–5) backen, bis sich die Schalen öffnen. Die noch warmen Kastanien aus der Schale brechen. Die braune Haut von den gelblichen Kernen abziehen. 1/4 Liter Gemüsebrühe in einem Topf erhitzen, die Kastanien hinzufügen und 15 Minuten leicht kochen lassen. Abgießen und die Kastanien mit einem Pürierstab pürieren.

Für 4 Portionen
6 Zucchini (etwa 700 g)
4 Schellfischfilets (etwa 800 g)
Saft von 1 Zitrone
Salz
2 EL gehobelte Mandeln
1–2 EL Butter
3 EL Vollkornsemmelbrösel
frisch gemahlener Pfeffer
1 Rosmarinzweig
1 EL Olivenöl
160 ml Basen-Gemüsebrühe (S. 49)
1/2 Bund Petersilie
Außerdem
Öl für das Backblech

1630 kJ/387 kcal, 41 g Eiweiß, 19 g Fett, 13 g Kohlenhydrate, 4 g Ballaststoffe, 128 mg Cholesterin

Schellfischfilets mit Zucchini

1 Zucchini waschen, putzen und in feine Scheiben schneiden.

2 Die Fischfilets kalt abspülen, trockentupfen, mit 2 Esslöffel Zitronensaft beträufeln und mit Salz bestreuen.

3 Die Mandeln in einer Pfanne ohne Fett rösten. Die Butter zerlassen, von der Kochstelle nehmen, mit den Semmelbröseln, den Mandeln und dem restlichen Zitronensaft vermischen und mit Salz und Pfeffer würzen.

4 Den Backofen auf 200 °C (Umluft 180 °C, Gas Stufe 3–4) vorheizen. Ein Backblech mit Öl bestreichen und die Fischfilets darauf legen. Die Zucchinischeiben um die Fischfilets herumlegen. Den Rosmarin fein hacken.

5 Die Vollkornsemmelbröselmischung auf den Filets verteilen, mit dem fein gehackten Rosmarin bestreuen und mit dem Olivenöl beträufeln. 100 Milliliter Gemüsebrühe angießen und den Fisch im Backofen in 30 Minuten knusprig backen. Zwischendurch immer wieder etwas Gemüsebrühe angießen.

6 Die Petersilie waschen, trockenschütteln, die Blätter abzupfen und fein hacken. Den Fisch mit der Petersilie bestreuen und heiß servieren.

Zubereitungszeit: 20 Minuten + 30 Minuten backen

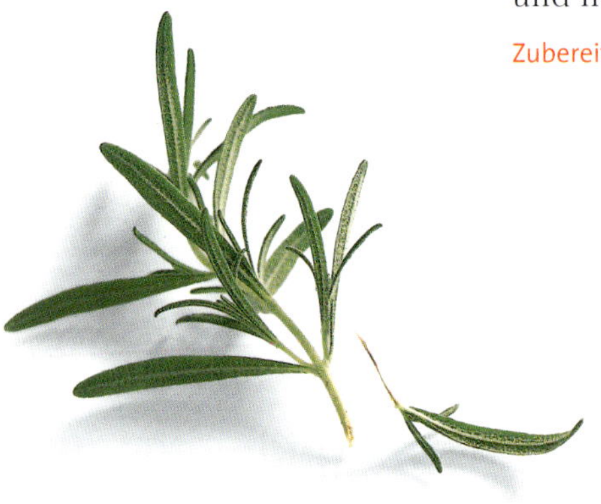

Rosmarin kann man sowohl frisch als auch getrocknet als Gewürz verwenden.

Mediterraner Fischeintopf

Für 4 Portionen

1 Aubergine
600 g vorwiegend fest kochende Kartoffeln
3 Möhren
3 Knoblauchzehen
1/2 unbehandelte Zitrone
3 kleine Dosen geschälte Tomaten (à 240 g Abtropfgewicht)
1 Lorbeerblatt
1 EL gehackte Basilikumblätter
1 EL abgezupfte Thymianblättchen
1/2 TL Fenchelsamen
1/4 TL Chiliflocken
500 g Heilbuttfilets

1080 kJ/257 kcal, 30 g Eiweiß, 3 g Fett, 26 g Kohlenhydrate, 9 g Ballaststoffe, 40 mg Cholesterin

1 Die Aubergine waschen und den Stielansatz entfernen. Die Kartoffeln schälen. Aubergine und Kartoffeln in 8 Millimeter dicke Scheiben schneiden. Die Möhren putzen und in 3 Millimeter dicke Scheiben schneiden.

2 Den Knoblauch abziehen und fein hacken. Die Zitrone heiß abwaschen, abtrocknen und die Schale dünn abschälen.

3 Aubergine, Kartoffeln, Möhren und Knoblauch zusammen mit den Tomaten und dem Tomatensaft in einen Schmortopf geben. Lorbeerblatt, Basilikum, Thymian, Fenchelsamen, Zitronenschale und Chiliflocken zufügen und alles gut miteinander vermengen. Zugedeckt bei mittlerer Hitze zum Kochen bringen. Die Hitze reduzieren und das Gemüse unter gelegentlichem Umrühren etwa 20 bis 25 Minuten leise kochen lassen, bis es weich ist.

4 Inzwischen die Fischfilets in mundgerechte Stücke zerpflücken. Die Fischstücke zum weichen Gemüse geben und zugedeckt weitere 5 bis 10 Minuten leise mitkochen lassen, bis sie weiß und fest sind. Lorbeerblatt und Zitronenschale entfernen.

Zubereitungszeit: 20 Minuten + 35 Minuten garen

Tipp Servieren Sie dazu Vollkornbrot.

Kränze aus frischen Lorbeerblättern dienten in der Antike als Siegeszeichen. In der Küche kommen die Blätter getrocknet zum Einsatz und werden vor dem Servieren wieder entfernt.

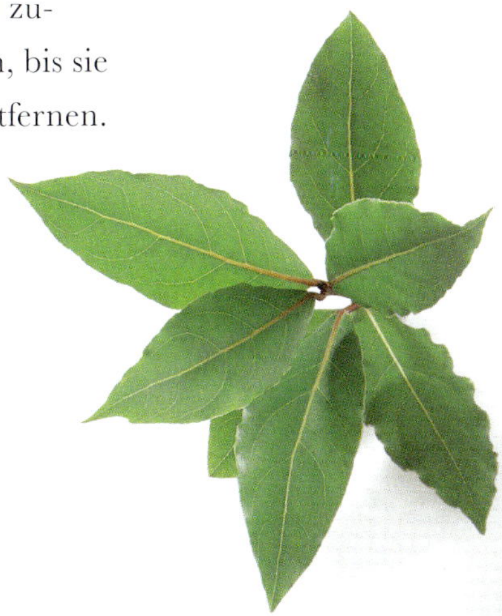

Steirisches Wurzelfleisch

Für 4 Portionen

800 g ausgelöste magere Schweineschulter
Salz, frisch gemahlener Pfeffer
1 Lorbeerblatt
1 Bund Suppengrün
2 Möhren
100 g Knollensellerie
1 Petersilienwurzel
130 ml Kürbiskernöl
Saft von 1/2 Zitrone
2 EL fein gehackte Petersilie
frische Meerrettichwurzel (etwa 4 cm)

2690 kJ/639 kcal, 43 g Eiweiß, 50 g Fett, 6 g Kohlenhydrate, 4 g Ballaststoffe, 140 mg Cholesterin

1 Das Fleisch kalt abspülen, trockentupfen, salzen und pfeffern. In einem Topf mit kochendem Wasser bedecken. Lorbeerblatt und Suppengrün zugeben und alles bei schwacher Hitze etwa 1 1/2 Stunden leise kochen lassen.

2 Möhren, Sellerie und Petersilienwurzel putzen und in feine Streifen (Julienne) schneiden. 10 Minuten vor Ende der Garzeit zum Fleisch geben.

3 Gegartes Fleisch, Suppengrün und Lorbeerblatt aus der Brühe nehmen. Die Brühe abseihen. Fleisch abkühlen lassen.

4 Fleisch in dünne Scheiben schneiden. Öl mit Zitronensaft verquirlen und das Fleisch damit marinieren. Mit dem Gemüse, der Petersilie und frisch gehobeltem Meerrettich servieren.

Zubereitungszeit: 25 Minuten + 90 Minuten garen

Auberginengemüse mit Hirse und Lamm

Für 4 Portionen

200 g Hirse
Salz
1 große Aubergine
3 Möhren
2 Zwiebeln, 3 Knoblauchzehen
2 kleine Dosen geschälte Tomaten (à 240 g Abtropfgewicht)
1/4 TL gemahlener Kreuzkümmel
1/4 TL gemahlener Koriander
1/4 TL Chiliflocken
1 Messerspitze Piment
4 Lammkoteletts
frisch gemahlener Pfeffer
1 EL Olivenöl
2 EL fein gehackte Petersilie

2640 kJ/627 kcal, 46 g Eiweiß, 31 g Fett, 42 g Kohlenhydrate, 8 g Ballaststoffe, 122 mg Cholesterin

1 Hirse mit der doppelten Menge Salzwasser zugedeckt aufkochen. Bei schwacher Hitze 20 Minuten ausquellen lassen.

2 Aubergine und Möhren waschen, putzen und in dünne Scheiben schneiden. Zwiebeln und Knoblauch abziehen und fein hacken. Diese Zutaten mit den Tomaten, Gewürzen und etwas Salz bei schwacher Hitze 10 bis 12 Minuten kochen.

3 Lamm kalt abspülen, trockentupfen, salzen und pfeffern. Das Öl erhitzen und die Koteletts darin auf jeder Seite etwa 2 Minuten braten. Das Fleisch herausnehmen, warm halten.

4 Das Gemüse kurz in der Pfanne schwenken, abschmecken, mit Petersilie bestreuen. Mit der Hirse zum Fleisch servieren.

Zubereitungszeit: 25 Minuten + 20 Minuten quellen

Lachsfilet auf Limetten-Möhren-Brokkoli

1 Den Brokkoli waschen, putzen und in Röschen teilen. Die Röschen in Salzwasser 2 bis 3 Minuten blanchieren, herausheben, abschrecken und abtropfen lassen.

2 Die Möhren waschen, putzen, schälen und in Scheiben schneiden. Die Schalotte abziehen und fein würfeln. Die Butter in einer Pfanne erhitzen und Möhren und Schalotte darin dünsten. Die Brühe angießen, etwa 4 Minuten leise kochen lassen und mit Salz und Pfeffer würzen.

3 Den Backofen auf 170 °C (Umluft 150 °C, Gas Stufe 2) vorheizen. Die Limetten waschen und in dünne Spalten schneiden. Die Crème fraîche mit Senf und Cayennepfeffer zu einer Sauce verrühren. Die Lachsfilets unter fließendem kaltem Wasser abbrausen, trockentupfen, salzen und pfeffern.

4 Vom Bratschlauch 50 Zentimeter abschneiden und ein Ende nach Packungsanweisung verschließen. Das Gemüse mit der Brühe und die Limettenspalten darin verteilen. Die Fischfilets auf das Gemüse setzen und mit der Sauce beträufeln. Das offene Folienende verschließen.

5 Den Bratschlauch von oben zweimal einstechen und auf einen kalten Rost legen. Auf der unteren Schiene im Backofen 20 Minuten garen. Die Folie aufschneiden, Vorsicht: Der Dampf ist heiß!

6 Die Filets mit dem Gemüse anrichten und mit Sonnenblumenkernen bestreuen. Sofort servieren.

Zubereitungszeit: 20 Minuten + 20 Minuten backen

Für 4 Portionen
800 g Brokkoli
Salz
2 Möhren
1 Schalotte
1 EL Butter
1/8 l Basen-Gemüsebrühe (S. 49)
frisch gemahlener Pfeffer
2 Limetten
75 g Crème fraîche
1 TL Dijon-Senf
1 Messerspitze Cayennepfeffer
4 Lachsfilets

Außerdem
1 Bratschlauch (normal breit)
2 EL Sonnenblumenkerne

1650 kJ/392 kcal, 35 g Eiweiß, 24 g Fett, 7 g Kohlenhydrate, 6 g Ballaststoffe, 83 mg Cholesterin

Für 4 Portionen

Quinoa
1 EL Olivenöl
250 g Quinoa
5 EL Zitronensaft
1 TL Salz

Fischcurry
600 g Kabeljaufilet
4 Tomaten
2 Knoblauchzehen
50 g Ingwer
2 EL Erdnussöl
1/2 TL Chiliflocken
2 TL gemahlene Kurkuma
1 TL gemahlener Koriander
2 TL gemahlener Kreuzkümmel
1/2 TL gemahlene Bockshornkleesamen
400 ml Kokosmilch aus der Dose
Salz
1 EL Zitronensaft

Außerdem
2 Frühlingszwiebeln

2088 kJ/498 kcal, 37 g Eiweiß, 24 g Fett, 37 g Kohlenhydrate, 9 g Ballaststoffe, 75 mg Cholesterin

Fischcurry mit Zitronenquinoa

1 In einem Topf das Olivenöl erhitzen und die Quinoa darin andünsten. Zitronensaft, Salz und 750 Milliliter Wasser zugeben, aufkochen und die Quinoa zugedeckt bei schwacher Hitze 15 Minuten leise kochen lassen.

2 Den Fisch kalt abbrausen, trockentupfen, in etwa 4 Zentimeter große Stücke schneiden und salzen. Die Tomaten mit heißem Wasser überbrühen, häuten, entkernen, die Stielansätze entfernen und das Fruchtfleisch würfeln. Knoblauch abziehen, Ingwer schälen und beides fein hacken.

3 Das Erdnussöl in einem Wok erhitzen und Knoblauch, Ingwer und Chiliflocken darin dünsten. Kurkuma, Koriander, Kreuzkümmel und Bockshornklee zufügen und mitdünsten. Tomaten und Kokosmilch zugeben und alles einmal aufkochen lassen. Mit Salz und Zitronensaft würzen.

4 Die Fischstücke trockentupfen und in der Currysauce bei mittlerer Hitze in etwa 8 Minuten gar ziehen lassen.

5 Inzwischen die Frühlingszwiebeln putzen und in feine Ringe schneiden. Das Fischcurry mit der Quinoa und den Frühlingzwiebeln servieren.

Zubereitungszeit: 40 Minuten

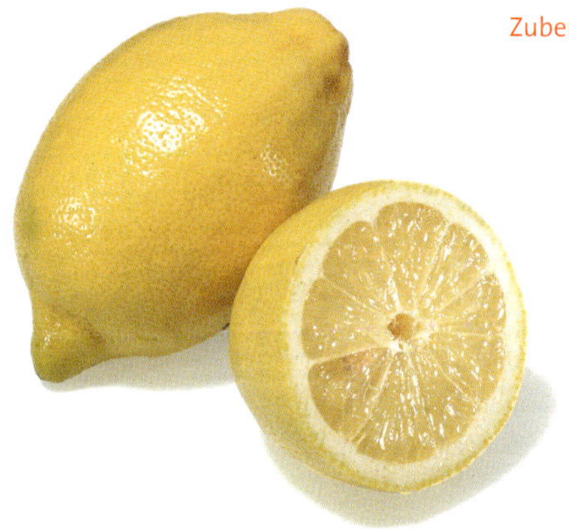

Zitronen sind ein perfektes Säuerungsmittel. Ihr Saft harmoniert nahezu zu allen Speisen, sei es Fisch, Fleisch, Gemüse oder Süßes.

Estragonmöhren mit Steak und Hirse

1 Hirse in gut der doppelten Menge Salzwasser zugedeckt aufkochen und bei schwacher Hitze in 20 Minuten garen.

2 Inzwischen die Möhren putzen, schälen und in Scheiben schneiden. Die Zwiebeln abziehen und klein hacken. Das Gemüse mit Estragon in der Brühe bei schwacher Hitze weich kochen. Vor dem Servieren mit Sahne verfeinern.

3 In einer Pfanne das Öl erhitzen und das Fleisch darin auf jeder Seite 1 Minute braten. Die Steaks auf vorgewärmte Teller geben, mit Salz und Pfeffer würzen und mit Petersilie bestreuen. Mit den Estragonmöhren und der Hirse servieren.

Zubereitungszeit: 15 Minuten + 20 Minuten garen

Für 4 Portionen

150 g Hirse
Salz
400 g Möhren
2 Zwiebeln
1 TL getrockneter Estragon
150 ml Basen-Gemüsebrühe (S. 49)
1 EL Sahne
2 EL Öl
4 Scheiben Beefsteak
frisch gemahlener Pfeffer
2 EL fein gehackte Petersilie

1160 kJ/341 kcal, 39 g Eiweiß, 11 g Fett, 32 g Kohlenhydrate, 10 g Ballaststoffe, 113 mg Cholesterin

Bulgur mit Rotkohl und Schinken

1 Den Bulgur in sprudelnd kochendes Salzwasser geben und 1 bis 2 Minuten blanchieren. Abseihen, gut abtropfen lassen und in eine Schüssel geben. Den Orangensaft aufkochen, über den Bulgur gießen und diesen in 30 Minuten aufquellen lassen; er soll die ganze Flüssigkeit aufgesogen haben.

2 Den Rotkohl putzen und in feine Streifen schneiden. Zwiebel und Knoblauch abziehen und fein hacken.

3 Rotkohl, Zwiebel und Petersilie mit dem Bulgur in einer Schüssel vermengen. Honig, Essig, Öl, Knoblauch und Senf verrühren. Die Marinade zum Salat geben und alles miteinander mischen.

4 Den Schinken in einer Pfanne kurz anbraten. Mit dem Rotkohl-Bulgur-Salat servieren.

Zubereitungszeit: 15 Minuten + 30 Minuten quellen

Für 4 Portionen

60 g Bulgur (geschroteter und vorgekochter Hartweizen)
100 ml frisch gepresster Orangensaft
280 g Rotkohl
1 rote Zwiebel
1 Knoblauchzehe
2 EL fein gehackte Petersilie
1 TL Honig
2 EL Balsamicoessig
4 EL Olivenöl
1/2 TL Dijonsenf
400 g gekochter Schinken in dünnen, großen Scheiben

3220 kJ/765 kcal, 36 g Eiweiß, 19 g Fett, 111 g Kohlenhydrate, 18 g Ballaststoffe, 70 mg Cholesterin

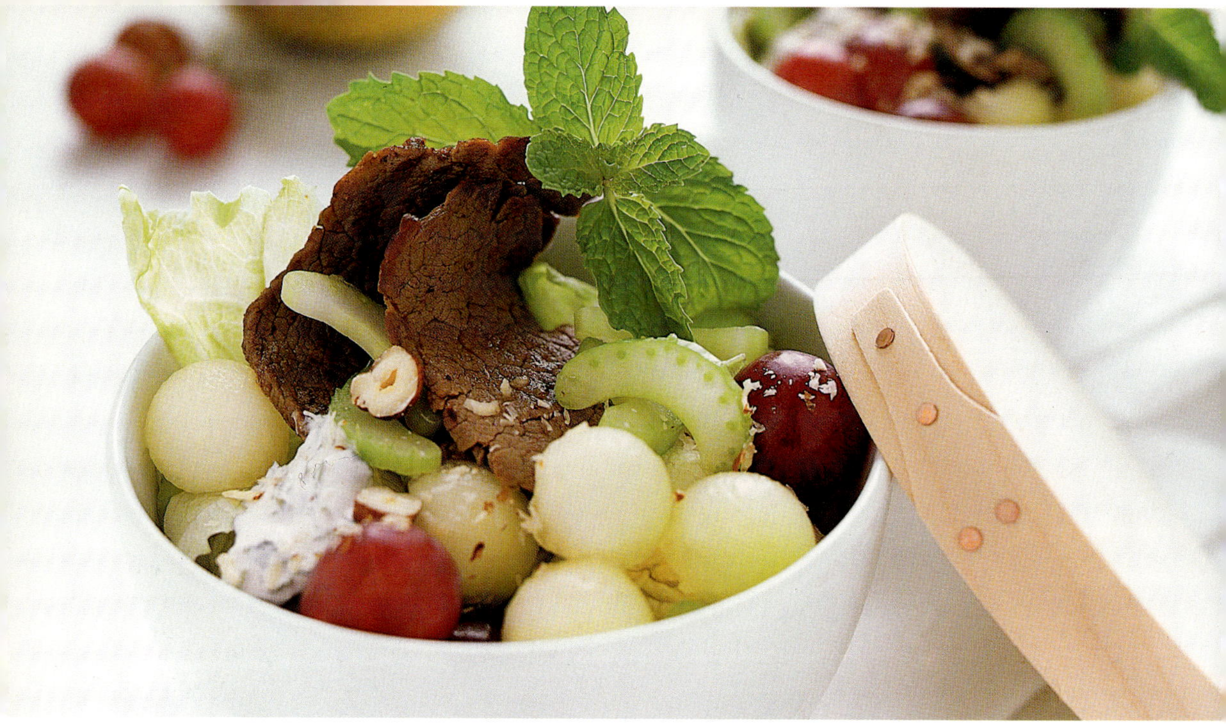

Eine sehr interessante Mischung: Fruchtig-süßer Salat mit zartem Rinderfilet.

Eisbergsalat mit Melone und Rinderfilet

Für 4 Portionen

Salat
1/2 Eisbergsalat
4 Stangen Staudensellerie
1 Honigmelone
10 blaue Weintrauben
2 EL Zitronensaft
Salz, frisch gemahlener Pfeffer
300 g fettarmer Joghurt
2 EL Crème fraîche
2 EL fein geschnittene Minze

Fleisch
1 EL Sonnenblumenöl zum Braten
400 g hauchdünn geschnittenes Rinderfilet

Außerdem
1 EL gehackte Haselnusskerne

1170 kJ/278 kcal, 27 g Eiweiß, 13 g Fett, 13 g Kohlenhydrate, 3 g Ballaststoffe, 82 mg Cholesterin

1 Den Salat putzen, waschen, trockentupfen und in mundgerechte Stücke zerpflücken. Den Sellerie putzen, dabei die Fäden entfernen, und die Stange in dünne Scheiben schneiden. Die Melone vierteln, die Kerne mit einem Löffel entfernen, das Fruchtfleisch schälen und in Scheiben schneiden. Die Weintrauben halbieren und entkernen.

2 Für das Dressing Zitronensaft, Salz und Pfeffer verrühren. Joghurt, Crème fraîche und Minze unterheben.

3 Alle Salatzutaten mit dem Dressing vermengen.

4 Das Öl sehr stark erhitzen und das Filet darin auf jeder Seite eine halbe Minute braten, salzen und pfeffern. Fleisch auf dem Salat anrichten und mit Haselnusskernen bestreuen.

Zubereitungszeit: 30 Minuten

Quinoacurry mit Riesengarnelen

Für 4 Portionen

1 EL Olivenöl
250 g Quinoa
1 TL Salz
3 Knoblauchzehen
3 Zwiebeln
15 g Ingwer
3 Tomaten
400 g Riesengarnelen
2 EL Sonnenblumenöl
1 TL Senfkörner
20 Curryblätter
1/2 TL Kurkuma
1 Prise Cayennepfeffer
1 Prise Paprikapulver (edelsüß)

1827 kJ/426 kcal, 38 g Eiweiß, 15 g Fett, 44 g Kohlenhydrate, 12 g Ballaststoffe, 152 mg Cholesterin

1 In einem Topf das Olivenöl erhitzen und die Quinoa darin andünsten. Das Salz und 750 Milliliter Wasser zugeben, aufkochen und die Quinoa zugedeckt bei schwacher Hitze 15 Minuten leise kochen lassen. Überschüssiges Wasser verkochen lassen.

2 Die Knoblauchzehen und die Zwiebeln abziehen und fein hacken. Den Ingwer schälen und fein hacken. Die Tomaten mit heißem Wasser überbrühen, häuten, entkernen, die Stielansätze entfernen und das Fruchtfleisch würfeln.

3 Die Garnelen schälen, mit einem scharfen Messer an der Rückenseite aufschneiden, vom Darm befreien, gut waschen und abtropfen lassen.

4 Das Sonnenblumenöl in einer schweren Pfanne erhitzen und Senfkörner und Curryblätter darin unter Rühren bräunen. Ingwer und Knoblauch zufügen und 5 Minuten braten. Kurkuma, Cayennepfeffer, Paprikapulver und die Tomatenwürfel zugeben und weitere 2 Minuten braten. Zum Schluss die Garnelen zufügen und unter ständigem Rühren 3 Minuten braten, bis sie gar sind. Mit Quinoa servieren.

Zubereitungszeit: 30 Minuten + 15 Minuten garen

Info Quinoa, auch Reismelde genannt, stammt aus den Andengebieten Südamerikas, von Bolivien bis Chile. Botanisch betrachtet gehört die Pflanze – ebenso wie Rote Bete und Spinat – zu den Gänsefußgewächsen, weshalb sie kein Getreide ist. Die winzigen weißgelben Körner sind reich an Kohlenhydraten, liefern mehr Eiweiß als Getreide und senken den Cholesterinspiegel. Ihr Mehl eignet sich nur unter Zusatz von 25 Prozent Weizenmehl zum Backen, da es arm an Klebereiweiß ist.

Hirseküchlein mit Mangoldgemüse

Für 4 Portionen

Hirseküchlein

200 g Hirse
Salz
1 EL Kürbiskerne
1 Zwiebel
1/2 Bund Petersilie
2 Eier
frisch gemahlener Pfeffer

Mangoldgemüse

800 g Mangold
2 Knoblauchzehen
1 EL Olivenöl
500 g geschälte Tomaten aus der Dose
Salz, frisch gemahlener Pfeffer

Außerdem

Sonnenblumenöl zum Ausbacken

1450 kJ/245 kcal, 14 g Eiweiß, 13 g Fett, 41 g Kohlenhydrate, 13 g Ballaststoffe, 119 mg Cholesterin

1 Die Hirse in gut der doppelten Menge Salzwasser zugedeckt zum Kochen bringen und bei schwacher Hitze in 20 Minuten garen. Etwas abkühlen lassen.

2 Inzwischen die Kürbiskerne fein hacken. Die Zwiebel abziehen und ebenfalls fein hacken. Die Petersilie waschen, trockenschwenken, die Blättchen abzupfen und fein hacken.

3 Die Hirse mit Kürbiskernen, Zwiebel, Petersilie und Eiern mischen, salzen und pfeffern.

4 Den Mangold putzen, waschen, in einem Topf mit Salzwasser blanchieren, abgießen, gut ausdrücken und klein schneiden.

5 Den Knoblauch abziehen. In einer Kasserolle das Olivenöl erhitzen, den Knoblauch darin andünsten und, sobald er goldgelb ist, herausnehmen. Die Tomaten zufügen und 5 bis 7 Minuten leise mitkochen lassen. Den Mangold zugeben, salzen, pfeffern und fertig garen.

6 Für die Küchlein Sonnenblumenöl in einer Pfanne erhitzen. Aus der Hirsemasse 8 Küchlein formen, in die Pfanne setzen und bei mittlerer Hitze von beiden Seiten 10 bis 12 Minuten goldbraun braten, dabei einmal wenden.

7 Die heißen Küchlein mit dem Mangold-Tomaten-Gemüse servieren.

Zubereitungszeit: 40 Minuten + 20 Minuten garen

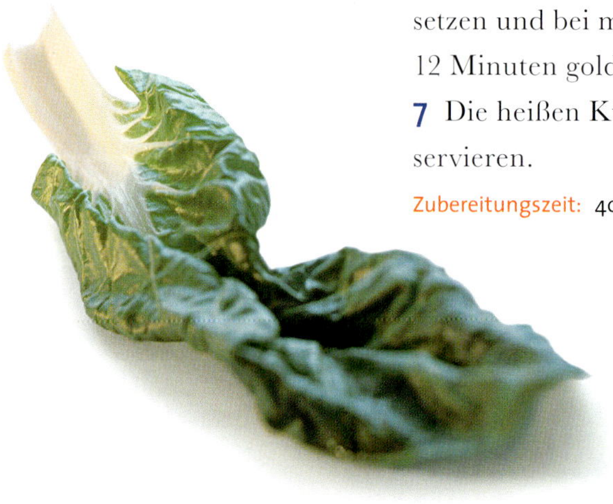

Mangoldgemüse ähnelt im Geschmack stark dem Spinat. Wer keinen Mangold erhält, kann für die Hirseküchlein die gleiche Menge Blattspinat verwendet.

Kürbisgnocchi mit Pesto

Für 4 Portionen

Gnocchi

750 g Kürbisfleisch
250 g mehlig kochende Kartoffeln
Salz
250 g Dinkelmehl

Pesto

1 Knoblauchzehe
25 g Pinienkerne
80 g frische, gewaschene Basilikumblätter
1/4 TL grobes Meersalz
40 g geriebener Pecorino
80 g geriebener Parmesan
1/8 l Olivenöl

Außerdem

3 Tomaten

3200 kJ/762 kcal, 19 g Eiweiß, 46 g Fett, 68 g Kohlenhydrate, 6 g Ballaststoffe, 25 mg Cholesterin

1 Das Kürbisfleisch in Würfel schneiden. Die Kartoffeln in der Schale weich kochen. Kürbis in einen Siebeinsatz geben und über kochendem Wasser 12 bis 15 Minuten weich dämpfen. Die Kartoffeln pellen und noch warm mit dem Kürbisfleisch durch eine Kartoffelpresse auf ein bemehltes Holzbrett drücken.

2 Eine Prise Salz und Mehl unter die Masse geben und so lange kneten, bis ein glatter Teig entstanden ist.

3 Aus dem Teig Rollen von 2 Zentimeter Durchmesser formen. Diese mit einem Messer in 2 Zentimeter lange Stücke schneiden. Mit einer Gabel längs eindrücken und zu ovalen Klößchen (Gnocchi) formen. Etwa 60 Minuten auf einem bemehlten Küchentuch ruhen lassen.

4 Den Knoblauch abziehen und fein hacken. Die Pinienkerne in einer Pfanne trocken rösten. Die Basilikumblätter in kleine Stücke zupfen. Alles mit dem Meersalz im Mörser zerreiben.

5 Die Kräutermischung in eine Schüssel geben und mit Pecorino und Parmesan vermischen. Das Olivenöl langsam zugießen und so lange rühren, bis eine cremige Sauce entstanden ist.

6 Die Tomaten heiß überbrühen, häuten, entkernen, die Stielansätze entfernen und das Fruchtfleisch würfeln.

7 Die Gnocchi portionsweise in siedendem Salzwasser garen. Sobald sie an die Oberfläche steigen, sind sie gar. Herausnehmen und gut abtropfen lassen. Mit Pesto und Tomatenwürfeln servieren.

Zubereitungszeit: 50 Minuten + 60 Minuten ruhen

Polenta mit Tomatensauce

Für 4 Portionen
250 g Maisgrieß (Polenta)
2 EL Butter
Salz
2 Zwiebeln
800 g Tomaten
1 EL Olivenöl
frisch gemahlener Pfeffer
3 EL geriebener Parmesan

1630 kJ/388 kcal, 10 g Eiweiß, 15 g Fett, 53 g Kohlenhydrate, 5 g Ballaststoffe, 30 mg Cholesterin

1 In einem hohen Topf 1 1/2 Liter Wasser zum Kochen bringen. Sobald es kocht, den Maisgrieß unter ständigem Rühren mit einem Schneebesen einrieseln lassen. Es dürfen sich keine Klümpchen bilden!

2 Die Hitze reduzieren und die Polenta bei schwacher Hitze unter häufigem Rühren etwa 40 Minuten kochen. Sie muss die Konsistenz eines zähen Breis haben; wenn nötig, etwas heißes Wasser zufügen.

3 Kurz vor Ende der Garzeit 1 Esslöffel Butter zugeben und unterrühren. Die Polenta mit Salz abschmecken.

4 Inzwischen die Zwiebeln abziehen und fein würfeln. Die Tomaten mit heißem Wasser überbrühen, häuten, entkernen, die Stielansätze entfernen und das Fruchtfleisch würfeln.

5 Das Öl und die restliche Butter in einer Pfanne erhitzen und die Zwiebeln darin glasig dünsten. Die Tomatenwürfel zufügen und bei mittlerer Hitze in 8 bis 10 Minuten zu Mus einkochen lassen. Mit Salz und Pfeffer würzen.

6 Die Polenta mit der Tomatensauce und dem Parmesan servieren.

Zubereitungszeit: 20 Minuten + 40 Minuten garen

Tipp Verwenden Sie zur Zubereitung der Polenta möglichst einen hohen Topf, da sie leicht spritzt.

Pikanter Gemüsekuchen

Für 4 Portionen

Teig
200 g Amaranth
1/4 TL Salz
100 g weiche Butter
1 Ei

Belag
300 g Wurzelspinat
1/2 Bund Petersilie
1 gelbe Paprikaschote
2 Knoblauchzehen
Salz, frisch gemahlener Pfeffer
2 EL Olivenöl

1900 kJ/452 kcal, 7 g Eiweiß, 29 g Fett, 41 g Kohlenhydrate, 4 g Ballaststoffe, 119 mg Cholesterin

1 Für den Teig den Amaranth fein mahlen. Mit Salz, Butter und Ei zu einem glatten Teig verkneten. Auf einer bemehlten Arbeitsfläche dünn ausrollen. Eine Kuchenform einfetten und mit dem Teig auslegen, dabei einen Rand stehen lassen. Den Teig mit einer Gabel mehrmals einstechen und 30 Minuten kühl stellen.

2 Inzwischen für den Belag den Spinat verlesen, die Blätter von den Stielen lösen, waschen und abtropfen lassen. Die Petersilie abbrausen, trockenschwenken, die Blättchen abzupfen und fein hacken. Die Paprikaschote halbieren, Samen und Trennwände entfernen und das Fruchtfleisch fein würfeln. Den Knoblauch abziehen und fein hacken.

3 Den Backofen auf 200 °C (Umluft 180 °C, Gas Stufe 3–4) vorheizen.

4 Spinat, Petersilie, Paprika und Knoblauch miteinander vermengen, salzen und pfeffern. Die Mischung auf dem Teigboden verteilen und mit Olivenöl beträufeln.

5 Den Gemüsekuchen in die Mitte des Backofens schieben und in 25 bis 30 Minuten kross backen.

Zubereitungszeit: 20 Minuten + 30 Minuten ruhen + 30 Minuten backen

Info Amaranth wird auch Inkaweizen genannt, obwohl das krautige Fuchsschwanzgewächs im botanischen Sinne kein Getreide ist. Seine eiweißreichen Körner enthalten die vom menschlichen Körper nicht selbst zu erzeugende Aminosäure Lysin, ebenso wie reichlich Eisen und Kalzium.

Hühnereier sind weltweit gute Lieferanten für biologisch hochwertiges Eiweiß.

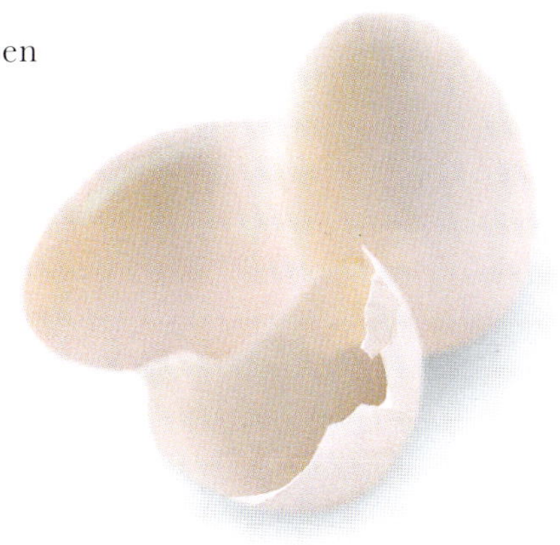

Snacks und kleine Mahlzeiten

Den kleinen Hunger zwischendurch sollten Sie fortan nicht mehr mit Süßigkeiten bekämpfen. Greifen Sie bei den Zwischenmahlzeiten, und natürlich auch abends, auf basenreiche Kost zurück. Abends sind Rohkost und Obst jedoch nicht zu empfehlen, da auch der Darm von Natur aus nachts »ruht« und der Nahrungsbrei dann sauer verstoffwechselt wird. Auch ganz frisches Brot aus Sauerteig sollte man noch nicht am Backtag verzehren, da es stark säurebildend wirkt. Das auf Seite 87 aufgeführte Dinkelbaguette können Sie jedoch essen, sobald es ausgekühlt ist.

Eine ideale Mahlzeit für den kleinen Hunger: Maiskolben mit Kräuterbutter von Seite 88.

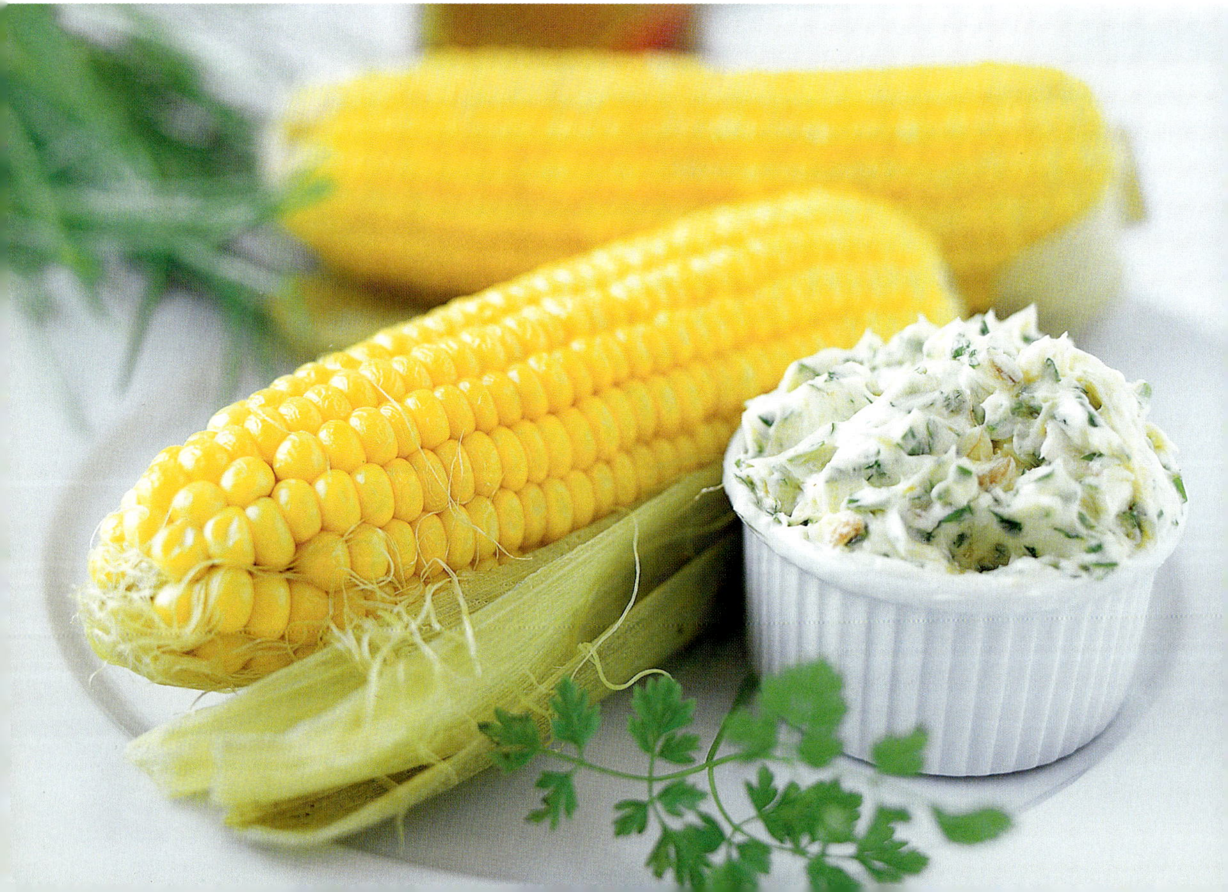

Vollkornbrot mit Rettichcreme

Für 4 Portionen
2 mehlig kochende Kartoffeln (etwa 250 g)
1 weißer Rettich (etwa 500 g)
1 Bund Petersilie
60 g Crème fraîche
2 EL Sonnenblumenkerne
Salz, frisch gemahlener Pfeffer
4 Scheiben Vollkornbrot

730 kJ/174 kcal, 6 g Eiweiß, 7 g Fett, 21 g Kohlenhydrate, 6 g Ballaststoffe, 14 mg Cholesterin

1 Die Kartoffeln abbürsten und in der Schale weich kochen. Etwas abkühlen lassen, pellen und fein reiben.

2 Den Rettich putzen, schälen und ebenfalls fein reiben. Die Petersilie waschen, trockenschwenken, die Blättchen abzupfen und fein hacken.

3 Die vorbereiteten Zutaten mit der Crème fraîche vermischen und die Sonnenblumenkerne unterrühren. Mit Salz und Pfeffer würzen.

4 Die Brotscheiben mit der Rettichcreme bestreichen und sofort servieren.

Zubereitungszeit: 25 Minuten

Pumpernickel mit Käse und Radieschen

Für 4 Portionen
4 Scheiben Pumpernickel
1 EL Butter
4 Salatblätter
4 Scheiben Gouda
4 Gurkenscheiben
4 Radieschen

483 kJ/115 kcal, 5 g Eiweiß, 9 g Fett, 4 g Kohlenhydrate, 1 g Ballaststoffe, 57 mg Cholesterin

1 Pumpernickel mit der Butter dünn bestreichen.

2 Die Salatblätter waschen, trockentupfen und auf zwei Brotscheiben verteilen.

3 Den Käse entrinden und auf die Salatblätter legen.

4 Die restlichen Pumpernickelscheiben mit der bestrichenen Seite darauf legen und das Brot einmal in der Mitte durchschneiden. Beide Hälften erneut teilen. Jeden Brothappen mit einer Gurkenscheibe und einem Radieschen garnieren.

Zubereitungszeit: 10 Minuten

Info Das Brot mit dem markanten Namen Pumpernickel wird aus Roggenschrot, dunklem Roggenmehl und Sauerteig bereitet. Bei seiner stundenlangen Backzeit in speziellen Dampfkammern entwickeln sich seine typischen Röststoffe, und die enthaltenen Kohlenhydrate karamellisieren. So bekommt es seine dunkle Farbe.

Für 4 Portionen

Tortillas

150 g Dinkelmehl
1 TL Kräutersalz
2 EL Sonnenblumenöl

Füllung

1 rote Chilischote
100 g Gouda
4 Frühlingszwiebeln
2 Möhren
12 Salatblätter
8 Tomaten
1 Dose gebackene mexikanische Bohnen

Außerdem

200 ml Tomatensalsa (S. 55)

1987 kJ/473 kcal, 23 g Eiweiß, 22 g Fett, 46 g Kohlenhydrate, 8 g Ballaststoffe, 15 mg Cholesterin

Dinkelwrap mit Salat und Bohnen

1 Mehl und Salz in eine große Schüssel sieben. Sonnenblumenöl und 80 Milliliter Wasser zugeben und alles zu einem glatten Teig verrühren. Den Teig 3 bis 4 Minuten durchkneten, abdecken und 30 Minuten ruhen lassen.

2 Den Teig in 4 Portionen teilen. Eine Arbeitsfläche mit Mehl bestreuen und jedes Teigstück darauf zu einem dünnen Fladen von etwa 26 Zentimeter Durchmesser ausrollen.

3 Den Backofen auf 150 °C (Umluft 130 °C, Gas Stufe 1) vorheizen.

4 Eine schwere Pfanne erhitzen und die Tortillas darin auf jeder Seite etwa 20 Sekunden erwärmen. In Alufolie wickeln und im Backofen warm halten.

5 Für die Füllung die Chilischote waschen, halbieren, entkernen und fein hacken. Den Käse raspeln. Die Frühlingszwiebeln waschen, putzen und in feine Ringe schneiden. Die Möhren schälen und fein raspeln. Die Salatblätter putzen, waschen, abtropfen lassen und zerpflücken. Die Tomaten waschen und in Scheiben schneiden. Die Bohnen erwärmen.

6 Bohnen auf jede Tortilla geben, mit Chili, Gouda, Frühlingszwiebeln und Möhrenraspeln bestreuen und mit Salat und Tomaten belegen. Den unteren Rand einer jeden Tortilla nach oben und die Seitenränder übereinander nach innen schlagen. Die Wraps mit Salsa servieren.

Zubereitungszeit: 25 Minuten + 30 Minuten ruhen

Tipp Die Dinkelwraps schmecken ebenso köstlich, wenn man sie mit anderen Saucen oder Dips bestreicht, z. B. mit Hummus (s. Seite 57), Auberginen-Dip (s. Seite 56) oder Guacamole (s. Seite 55), die beliebte Zubereitung aus Avocado.

Dinkelwrap mit Salat und Schinken

Für 4 Portionen

Tortillas
150 g Dinkelmehl
1 TL Kräutersalz
2 EL Sonnenblumenöl

Preiselbeersauce
10 g Ingwer
80 g Preiselbeeren
60 ml Orangensaft
40 g Zucker

Füllung
400 g geräucherter Schinken in Scheiben
4 Tomaten
4 Frühlingszwiebeln
4 Radicchioblätter
4 Römersalatblätter
4 Eisbergsalatblätter

1646 kJ/392 kcal, 24 g Eiweiß, 12 g Fett, 45 g Kohlenhydrate, 3 g Ballaststoffe, 70 mg Cholesterin

1 Mehl und Salz in eine große Schüssel sieben. Sonnenblumenöl und 80 Milliliter Wasser zugeben und alles zu einem glatten Teig verrühren. Den Teig 3 bis 4 Minuten durchkneten, abdecken und 30 Minuten ruhen lassen.

2 Den Teig in 4 Portionen teilen. Eine Arbeitsfläche mit Mehl bestreuen und jedes Teigstück darauf zu einem dünnen Fladen von etwa 26 Zentimeter Durchmesser ausrollen.

3 Den Backofen auf 150 °C (Umluft 130 °C, Gas Stufe 1) vorheizen.

4 Eine schwere Pfanne erhitzen und die Tortillas darin auf jeder Seite etwa 20 Sekunden erwärmen. In Alufolie wickeln und im Backofen warm halten.

5 Für die Sauce den Ingwer dünn schälen, fein hacken, mit den restlichen Zutaten in einen Topf geben und zum Kochen bringen. Etwa 10 Minuten kochen lassen, bis die Preiselbeeren weich sind und ihre Form verlieren. Den Topfinhalt in einem Mixer pürieren. Beiseite stellen.

6 Für die Füllung den Schinken in dünne Streifen schneiden. Die Tomaten waschen und vierteln. Die Frühlingszwiebeln putzen, waschen und in feine Ringe schneiden. Die Salatblätter putzen, waschen, trockenschleudern und in mundgerechte Stücke zerpflücken.

7 Die Tortillas mit der Sauce bestreichen, mit Salatblättern und Tomatenvierteln belegen sowie mit Frühlingszwiebeln und Schinkenstreifen bestreuen.

8 Den unteren Rand jeder Tortilla nach oben und die Seitenränder übereinander nach innen zu einem Wrap einschlagen.

Zubereitungszeit: 30 Minuten + 30 Minuten ruhen

Für 4 Portionen
500 g Süßkartoffeln
2–3 EL Olivenöl

*676 kJ/161 kcal, 2 g Eiweiß,
3 g Fett, 30 g Kohlenhydrate,
4 g Ballaststoffe, 0 mg Cholesterin*

Süßkartoffelchips

1 Die Süßkartoffeln waschen, schälen und in 1 Zentimeter dicke Scheiben schneiden.

2 In einer weiten Pfanne Öl erhitzen, bis an einem hölzernen Kochlöffel, den man ins heiße Fett taucht, Bläschen aufsteigen.

3 Die Kartoffelscheiben nacheinander von beiden Seiten in etwa 7 bis 8 Minuten goldbraun braten.

Zubereitungszeit: 15 Minuten

Tipp Mit Tomatensalsa (s. Seite 55) servieren.

Für 1 Glas
250 g Tomaten
150 g Möhren
1 EL fettarmer Joghurt
2 EL fein gehackte Petersilie
1 Prise Cayennepfeffer

*409 kJ/97 kcal, 5 g Eiweiß,
1 g Fett, 16 g Kohlenhydrate,
8 g Ballaststoffe, 0 mg Cholesterin*

Tomaten-Möhren-Cocktail

1 Die Tomaten und die Möhren waschen und putzen. Die Tomaten halbieren, die Möhren vierteln und beides zusammen in einem Entsafter entsaften.

2 Die Mischung mit dem Joghurt und der Petersilie verrühren und mit Cayennepfeffer würzen. In ein Cocktailglas füllen und sofort servieren.

Zubereitungszeit: 10 Minuten

Für 1 Glas
180 g Romanasalat
1 großer Apfel

*396 kJ/94 kcal, 3 g Eiweiß,
1 g Fett, 17 g Kohlenhydrate,
6 g Ballaststoffe, 0 mg Cholesterin*

Grüner Powerdrink

1 Den Salat waschen, putzen und trockenschleudern.

2 Den Apfel waschen, das Kerngehäuse ausstechen und das Fruchtfleisch in Scheiben schneiden.

3 Eine Apfelscheibe zur Seite legen und die restlichen zusammen mit dem Salat in einem Entsafter entsaften.

4 Das Getränk mit der beiseite gelegten Apfelscheibe garnieren und sofort servieren.

Zubereitungszeit: 10 Minuten

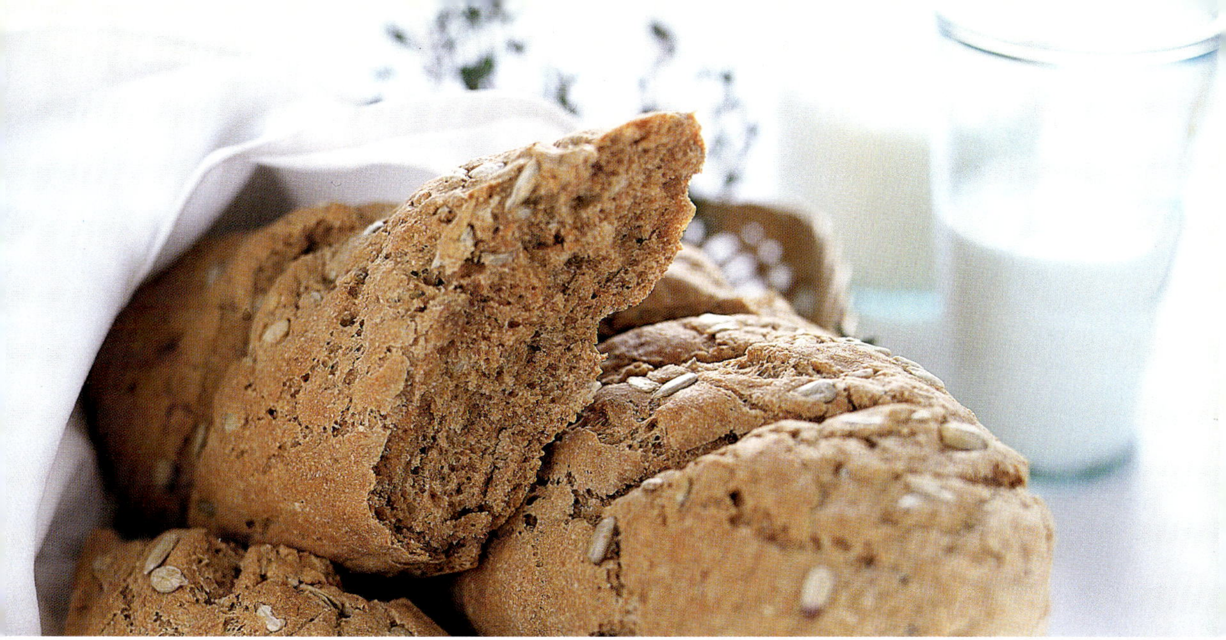

Das Dinkelbaguette ist fertig, wenn man auf die Unterseite des Brotes klopft und es hohl klingt.

Dinkelbaguette

1 Mehl in eine Schüssel sieben und in die Mitte eine Mulde drücken. Milch mit 125 Milliliter Wasser lauwarm erwärmen. Hefe mit Honig und etwas der erwärmten Milch verrühren und in die Mehlmulde gießen. 15 Minuten gehen lassen.

2 Die restliche Flüssigkeit und das Salz zum Vorteig geben und alles verkneten. Den Teig mit einem Tuch abdecken und an einem warmen Ort 60 Minuten gehen lassen.

3 Den Teig noch einmal durchkneten, dabei die Sonnenblumenkerne untermischen. Aus dem Teig eine 40 Zentimeter lange Rolle formen. Ein Backblech einfetten, die Rolle auflegen und zudecken. 20 Minuten gehen lassen.

4 Den Backofen auf 180 °C (Umluft 160 °C, Gas Stufe 2–3) vorheizen. Das Baguette mehrmals schräg einschneiden, mit kaltem Wasser einpinseln und 30 bis 35 Minuten backen.

Zubereitungszeit: 10 Minuten + 1 Stunde 35 Minuten ruhen + 35 Minuten backen

Für 1 Baguette
500 g Dinkelvollkornmehl
1/4 l Milch
1 Würfel frische Hefe (42 g)
1 TL Honig
1 TL Salz
100 g Sonnenblumenkerne
Außerdem
Fett für das Backblech

10600 kJ/2532 kcal, 63 g Eiweiß, 62 g Fett, 423 g Kohlenhydrate, 23 g Ballaststoffe, 33 mg Cholesterin

Maiskolben mit Kräuterbutter

Für 4 Portionen
4 Maiskolben, Salz
1 Schalotte, 150 g Butter
weißer Pfeffer
1 EL Schnittlauchröllchen
1 EL fein gehackter Kerbel
1 EL fein gehackte Petersilie
1 Spritzer Zitronensaft
1 TL Senf

1373 kJ/327 kcal, 2 g Eiweiß, 32 g Fett, 9 g Kohlenhydrate, 2 g Ballaststoffe, 90 mg Cholesterin

1 Maiskolben in Salzwasser in etwa 15 Minuten gar kochen.

2 Inzwischen für die Kräuterbutter die Schalotte abziehen und fein würfeln. Die Butter schaumig rühren, bis sie fast weiß ist, salzen und pfeffern. Die Kräuter und die Schalottenwürfel unterrühren und mit Zitronensaft und Senf verfeinern.

3 Die Maiskolben abgießen, abtropfen lassen und mit der Kräuterbutter servieren.

Zubereitungszeit: 25 Minuten

Fenchel mit Salami

Für 4 Portionen
2 Fenchelknollen (mit Grün)
Saft von 1/2 Zitrone
1 EL Mehl
3 EL Olivenöl
1 EL Weinessig
Salz, frisch gemahlener Pfeffer
70 g italienische Salami in Scheiben
1 EL Sonnenblumenkerne

882 kJ/210 kcal, 8 g Eiweiß, 16 g Fett, 10 g Kohlenhydrate, 5 g Ballaststoffe, 13 mg Cholesterin

1 Fenchel waschen, putzen, das Grün hacken und beiseite legen. Die Knollen in dünne Scheiben schneiden. Mit Zitronensaft beträufeln und mit Mehl bestäuben. 1 Esslöffel Öl erhitzen und die Scheiben von beiden Seiten leicht anbraten.

2 Restliches Öl, Essig, Salz und Pfeffer verrühren und über die Fenchelscheiben träufeln. Diese mit Salami anrichten, mit Fenchelgrün und Sonnenblumenkernen garnieren.

Zubereitungszeit: 20 Minuten

Tomaten mit Möhrenfüllung

Für 4 Portionen
4 große Tomaten, Salz
2 große Möhren, 1 TL Zitronensaft
75 g saure Sahne
2 EL fein gehackte Petersilie
1 Prise Zucker
etwas Harissa (Chilipaste)
4 TL Crème fraîche, 4 Reiswaffeln

220 kJ/87 kcal, 2 g Eiweiß, 4 g Fett, 10 g Kohlenhydrate, 2 g Ballaststoffe, 13 mg Cholesterin

1 Die Tomaten waschen und je einen Deckel abschneiden. Die Samen herauslösen und die Tomaten innen salzen.

2 Die Möhren fein raspeln. Mit Zitronensaft, saurer Sahne und Petersilie mischen und mit Salz, Zucker und Harissa würzen. Die Tomaten damit füllen. Mit Crème fraîche und Reiswaffeln servieren.

Zubereitungszeit: 15 Minuten

Quinoawaffeln mit Friséesalat

Für 4 Portionen
1 großer Kopf Friséesalat
3 Schalotten
2 Knoblauchzehen
Salz
1–2 EL Butter
frisch gemahlener Pfeffer
frisch geriebene Muskatnuss

Quinoawaffeln
200 g Quinoa
Salz
1/4 l Sojadrink
Butter

1381 kJ/329 kcal, 20 g Eiweiß, 13 g Fett, 33 g Kohlenhydrate, 17 g Ballaststoffe, 12 mg Cholesterin

1 Den Salat waschen, putzen und klein schneiden. Schalotten und Knoblauch abziehen und fein hacken.

2 Den Salat in Salzwasser 2 bis 3 Minuten blanchieren, abgießen, kalt abschrecken und gut abtropfen lassen.

3 Die Butter zerlassen und Schalotten und Knoblauch darin kurz dünsten. Den Frisée unterrühren und bei schwacher Hitze zugedeckt etwa 15 bis 20 Minuten schmoren. Mit Salz, Pfeffer und einer Prise Muskatnuss würzen.

4 Inzwischen für die Waffeln die Quinoa fein mahlen, leicht salzen und mit der Sojamilch verrühren, bis ein dünnflüssiger Teig entsteht. Den Teig mindestens 15 Minuten ruhen lassen.

5 Ein Waffeleisen aufheizen und einfetten. Je 2 Esslöffel Teig zu einer knusprigen Waffel backen. Zum Salat servieren.

Zubereitungszeit: 25 Minuten + 15 Minuten ruhen

Quinoa mit Aprikosensalat

Für 4 Portionen
Saft von 1 großen Orange (etwa 120 ml)
2 EL Olivenöl
1 Spritzer Weißweinessig
Salz, frisch gemahlener Pfeffer
6 klein geschnittene, getrocknete Aprikosen
30 g Rosinen
170 g Quinoa
40 g Pinienkerne
1 EL fein gehackte Petersilie

1117 kJ/266 kcal, 8 g Eiweiß, 10 g Fett, 29 g Kohlenhydrate, 6 g Ballaststoffe, 0 mg Cholesterin

1 Für das Dressing Orangensaft, Olivenöl und einen Spritzer Weißweinessig miteinander verrühren. Mit Salz und Pfeffer würzen. Die Aprikosen und Rosinen unterheben und 15 Minuten marinieren lassen.

2 Die Quinoa mit 400 Milliliter Wasser und Salz aufkochen und zugedeckt 15 Minuten bei schwacher Hitze leise kochen lassen. Abkühlen lassen.

3 Die Pinienkerne in einer Pfanne trocken rösten.

4 Die Quinoa mit dem Aprikosen-Rosinen-Dressing vermischen. Mit Pinienkernen und Petersilie bestreuen und servieren.

Zubereitungszeit: 30 Minuten + 15 Minuten marinieren

Süßes

Auf Süßes ganz zu verzichten ist nicht das Ziel. Vielmehr geht es darum zu erkennen, dass man auch ohne industriell gefertigte Süßigkeiten und Gebäckstücke seinem Bedürfnis nach Süßem nachkommen kann. Obst enthält viel Zucker und liefert zudem wertvolle Vitamine und Mineralstoffe. Es kann gut solo verzehrt werden. Eine Mandarine, eine Kiwi oder etwas frische Ananas schmecken alleine wunderbar und liefern viele basische Mineralstoffe. In Kombination mit Hirse, Amaranth, Grieß und Mandeln lässt sich Obst außerdem zu köstlichen Naschereien verarbeiten, wie die folgenden Rezepte zeigen.

Der Hirsebrei mit Nektarinen und Erdbeeren kann so manchen Hunger nach Süßem.

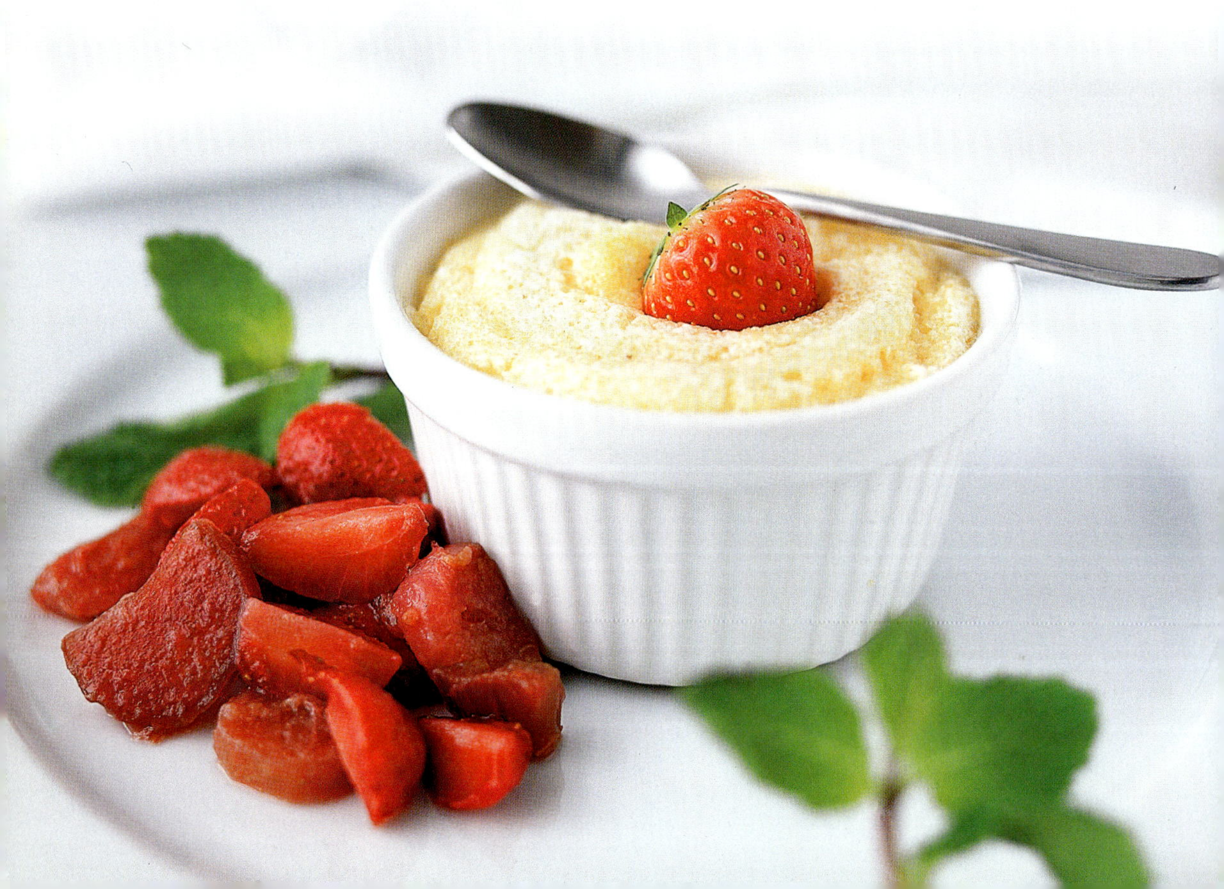

Hirsebrei mit Nektarinen und Erdbeeren

Für 4 Portionen
100 g Hirse
Salz
2 Nektarinen
300 g Erdbeeren
125 g Sahne

980 kJ/240 kcal, 4 g Eiweiß, 12 g Fett, 28 g Kohlenhydrate, 4 g Ballaststoffe, 37 mg Cholesterin

1 Die Hirse mit der doppelten Menge Salzwasser zugedeckt zum Kochen bringen und bei schwacher Hitze 20 Minuten quellen lassen, bis das Wasser aufgesogen ist.

2 Nektarinen waschen, entsteinen und in dünne Spalten schneiden. Erdbeeren verlesen, waschen, putzen und vierteln.

3 Den Hirsebrei mit der Sahne verrühren. Mit dem Obst servieren.

Zubereitungszeit: 20 Minuten

Info Hirse ist der Sammelbegriff für mehrere Getreidearten. In Afrika dient Hirse als Grundnahrungsmittel. In Europa ist sie im Rahmen einer vollwertigen Ernährung sehr beliebt. Die kleinen Körner enthalten verhältnismäßig viel Magnesium und Eisen und sind leicht verdaulich.

Amaranthpuffer mit Apfelkompott

Für 4 Portionen
Apfelkompott
4 Äpfel
Saft von 1 Zitrone
1 Tasse eingeweichte Rosinen
Puffer
180 g Amaranth
Salz
25 g Butter
Sonnenblumenöl zum Ausbacken

1558 kJ/371 kcal, 3 g Eiweiß, 9 g Fett, 67 g Kohlenhydrate, 5 g Ballaststoffe, 15 mg Cholesterin

1 Für das Kompott die Äpfel halbieren, die Kerngehäuse entfernen und das Fruchtfleisch in Spalten schneiden. Die Apfelspalten in 125 Milliliter Wasser und Zitronensaft bissfest dünsten; sie dürfen nicht zerfallen. Abkühlen lassen und mit dem Pürierstab zerkleinern. Die Rosinen untermischen.

2 Für die Puffer den Amaranth fein mahlen und leicht salzen. Die Butter zerlassen und unter den Amaranth mischen. Nach und nach so viel heißes Wasser unterrühren, bis ein geschmeidiger Teig entsteht.

3 In einer Pfanne Öl erhitzen und den Teig darin portionsweise zu dünnen Puffern ausbacken. Die heißen Puffer mit dem Kompott servieren.

Zubereitungszeit: 25 Minuten

Gefüllte Datteln und Mandelmilch

Für 4 Portionen

12 frische Datteln
12 halbierte Walnusskerne
300 ml Milch
50 g gemahlene Mandeln
1 EL Orangenblütenwasser (Apotheke)

1129 kJ/269 kcal, 7 g Eiweiß, 16 g Fett, 25 g Kohlenhydrate, 5 g Ballaststoffe, 10 mg Cholesterin

1 Die Früchte aufschneiden und die Steine entfernen. Die Walnüsse grob hacken und die Datteln damit füllen.

2 Die Milch mit den Mandeln aufkochen und abkühlen lassen. Mit Orangenblütenwasser abschmecken und kalt stellen.

3 In kleine Gläser füllen und zu den Datteln reichen.

Zubereitungszeit: 15 Minuten

Erdbeerküchlein mit Sahne

Für 4 Portionen

100 ml Mineralwasser
60 g Weizenvollkornmehl
4 Eigelbe
1 Prise Salz
500 g Erdbeeren
Birnendicksaft zum Süßen nach Belieben

Außerdem

Sonnenblumenöl zum Ausbacken
4 EL steif geschlagene Sahne

1113 kJ/265 kcal, 7 g Eiweiß, 18 g Fett, 19 g Kohlenhydrate, 3 g Ballaststoffe, 300 mg Cholesterin

1 Das Mineralwasser mit dem Mehl verquirlen. Die Eigelbe und etwas Salz zufügen und alles zu einem glatten Teig rühren. Den Teig zugedeckt etwa 20 Minuten ruhen lassen.

2 Inzwischen die Erdbeeren verlesen, waschen, putzen und vierteln. Mit Birnendicksaft süßen.

3 Den Backofen auf 95 °C (Umluft 75 °C, Gas Stufe 1) vorheizen.

4 In einer beschichteten Pfanne etwas Öl erhitzen und den Teig nacheinander zu Küchlein ausbacken. Dazu je 2 Teelöffel Teig in die Pfanne geben und von beiden Seiten goldbraun zu einem Küchlein ausbacken; überschüssiges Fett abgießen. Die fertigen Pfannkuchen auf einem Teller stapeln und im Backofen warm halten.

5 Die Pfannküchlein mit den Erdbeeren und je einem Klecks Schlagsahne servieren.

Zubereitungszeit: 25 Minuten + 20 Minuten ruhen

Pfirsich-Ananas-Smoothie

Für 4 Gläser
4 Pfirsiche
2 große Bananen
200 ml Ananassaft
150 g Rosinen
100 g Pekannüsse

1990 kJ/474 kcal, 7 g Eiweiß, 16 g Fett, 72 g Kohlenhydrate, 10 g Ballaststoffe, 0 mg Cholesterin

1 Die Pfirsiche waschen, halbieren, den Kern entfernen und das Fruchtfleisch in Spalten schneiden. Die Bananen schälen und in Scheiben schneiden. Pfirsiche und Bananenstücke im Gefrierfach kühlen, bis sie gefroren sind; das dauert etwa 4 Stunden.

2 Den Ananassaft mit den Rosinen und den Pekannüssen in einem Mixer pürieren.

3 Das gefrorene Obst nach und nach zufügen und zerkleinern. Sofort servieren.

Zubereitungszeit: 10 Minuten + 4 Stunden kühlen

Bananen mit Mandeln und Sahne

Für 4 Portionen
4 reife, feste Bananen
1 EL Butter
Saft von 2 Orangen
Birnendicksaft zum Süßen nach Belieben
2 EL geröstete Mandelsplitter
4 EL steif geschlagene Sahne

1486 kJ/354 kcal, 4 g Eiweiß, 15 g Fett, 49 g Kohlenhydrate, 5 g Ballaststoffe, 35 mg Cholesterin

1 Bananen schälen und vorsichtig der Länge nach halbieren.

2 In einer weiten, großen Pfanne Butter erhitzen und die Bananenhälften darin bei schwacher Hitze von beiden Seiten goldgelb braten.

3 Sobald die Bananen weich sind, den Orangensaft angießen und kurz erhitzen. Nach Belieben mit Birnendicksaft süßen.

4 Die Bananen aus der Pfanne nehmen, mit der Butter-Orangen-Sauce beträufeln und mit Mandelsplittern und Schlagsahne servieren.

Zubereitungszeit: 15 Minuten

Je reifer Bananen sind, desto mehr Stärke hat sich in Zucker verwandelt und desto süßer schmecken sie.

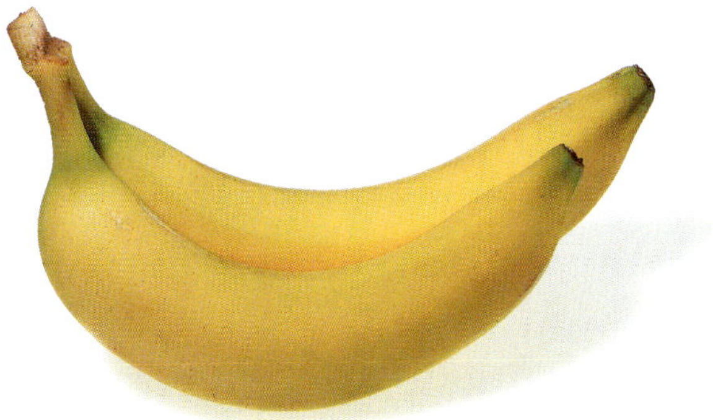

Grießflammerie mit Rhabarberkompott

Für 4 Portionen
1/2 l Milch
Salz
75 g Grieß
3 Eier
80 g Zucker

Kompott
500 g Rhabarberstiele
250 g Erdbeeren
Birnendicksaft zum Süßen nach Belieben

1390 kJ/331 kcal, 13 g Eiweiß, 10 g Fett, 45 g Kohlenhydrate, 5 g Ballaststoffe, 194 mg Cholesterin

1 Die Milch in einem Topf mit einer Prise Salz aufkochen lassen. Den Grieß einrieseln lassen und bei schwacher Hitze mit einem Holzlöffel ständig umrühren, bis der Grießbrei schwer vom Löffel fällt. Von der Kochstelle nehmen.

2 Die Eier trennen. Die Eigelbe und die Hälfte des Zuckers mit dem Brei vermengen. Die Eiweiße mit dem restlichen Zucker zu Eischnee steif schlagen und vorsichtig unterheben.

3 Kleine Schälchen mit kaltem Wasser ausspülen und den Grießflammerie einfüllen. Abkühlen lassen und kühl stellen.

4 Inzwischen den Rhabarber abziehen, waschen, der Länge nach teilen und in feine Scheiben schneiden. In einem Topf etwa 10 Minuten leise kochen. Beiseite stellen. Die Erdbeeren verlesen, waschen, putzen, vierteln und mit dem Rhabarberkompott vermischen. Mit Birnendicksaft süßen.

5 Das Kompott zu den Flammeries servieren.

Zubereitungszeit: 40 Minuten

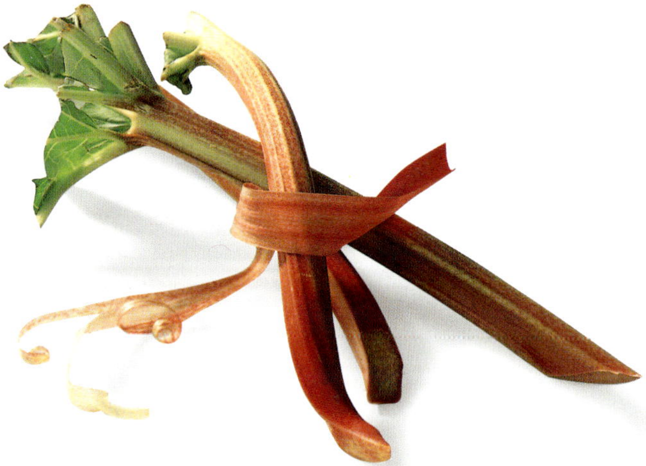

Junge Rhabarberstiele sind zart und saftig. Geschält können sie zu Kompott gekocht werden.

Über die Autorin

Christine Taylor hat Germanistik und Anglistik studiert. Seit über zehn Jahren arbeitet sie als Redakteurin, Autorin und PR-Beraterin für renommierte Verlage und Unternehmen. Seit mehreren Jahren veröffentlicht sie Kochbücher. Zu ihren Schwerpunkten zählen neben Kochen Gesundheit und Reise.

Hinweis

Das vorliegende Buch ist sorgfältig erarbeitet worden. Dennoch erfolgen alle Angaben ohne Gewähr. Weder Autorin noch Verlag können für eventuelle Nachteile oder Schäden, die aus den im Buch gegebenen Hinweisen resultieren, eine Haftung übernehmen.

Bildnachweis

Alle Bilder stammen von Antje Plewinski, Berlin mit Ausnahme von: Corbis Stockmarket, Düsseldorf: 20 (LWA / Sharie Kennedy); Ifa-Bilderteam, München: 4 (Diaf / SDP), 6 (IT / tpl); Medicalpicture, Köln: 8 (Funk); Südwest Verlag, München: U1 (Klaus Arras), 16 (Nicolas Olonetzky), 29, 37 (Michael Holz), 34 (Peter v. Felbert / Anne Eickenberg), Freisteller (Südwest Archiv); Zefa, Düsseldorf: 11 (Emely), 12 (Masterfile / Andrew Douglas), 32 (Benelux)

Impressum

1. Auflage 2004

Redaktion:
Dr. Ute Paul-Prößler

Redaktionsleitung:
Susanne Kirstein

Bildredaktion:
Tanja Nerger

Umschlagskonzeption:
Lohmüller Werbeagentur, Berlin

Umschlag:
Reinhard Soll

Satz/DTP:
Mihriye Yücel

Produktion:
Angelika Kerscher

Druck: Weber Offset, München

Bindung: Conzella, Aschheim-Dornach

Printed in Germany

Gedruckt auf chlor- und
säurearmem Papier

ISBN 3-517-06708-3

Sachregister

Rezeptregister